Plagas domésticas

Plagas domésticas

Por Antonio Alfáu Ascuasiati

Plagas domésticas

Historia • Patologías • Plaguicidas • Control

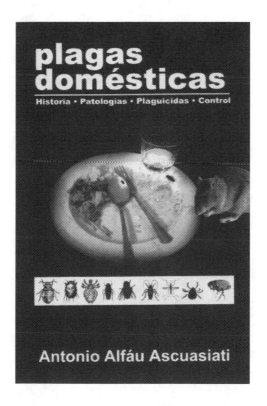

Antonio Alfáu Ascuasiati

Prólogo: Antonio Thomen.
Corrección gramatical : Lourdes Acosta.
Diseño de portada: Nicolás Pichardo

1ra. Edición. 2011.
Editado por:
Publicaciones Agrícolas de Oasis Colonial.
Padre Billini 354, Zona Colonial. Santo Domingo, R.D.

Número de Control de la Biblioteca del
Congreso de EE. UU.:   2012915078
ISBN: Tapa Blanda   978-1-4633-2482-7
                   Libro Electrónico   978-1-4633-2483-4

Para pedidos de copias adicionales de este libro,
por favor contactenos en:
Palibrio
1663 Liberty Drive
Suite 200
Bloomington, IN 47403
Llamadas desde España 900.866.949
Llamadas desde los EE.UU. 877.407.5847
Llamadas Internacionales +1.812.671.9757
Fax: +1.812.355.1576
ventas@palibrio.com
420634

Dedicado a mi papá

La presente obra pretende ser la primera de una serie de publicaciones de temas de interés universal, relacionados con el campo de la agronomía.

Presentación

Esta publicación es un aporte sólido a la necesidad del ser humano de proteger su salud y su ambiente. Está dirigida a un lector no especializado; evitando repeticiones y siempre guardando el mayor respeto al lenguaje y a la verdad.

La finalidad práctica de esta obra es controlar las plagas domésticas; este objetivo se persigue dando a conocer realidades que deben tenerse en cuenta en una lucha que se plantea eterna.

El contenido se ha organizado de lo general a lo particular, lo cual genera que el tema anterior enriquezca a los siguientes, sucesivamente.

Aunque los capítulos y los temas pueden tratarse de manera individual, leer el texto completo los enriquece.

Sepa el lector, que la información contenida en esta publicación, bien interpretada, puede alargarle, si no salvarle la vida.

Registro no.0007105-15, 2011. Sto. Dgo. Rep. Dom. acalfau@yahoo.es

9

Índice General

Registro no.0007105-15, 2011. Sto. Dgo. Rep. Dom. acalfau@yahoo.es

Índice de Controles

Registro no.0007105-15, 2011. Sto. Dgo. Rep. Dom. acalfau@yahoo.es

Índice de enfermedades transmitidas por las plagas domésticas

Registro no.0007105-15, 2011. Sto. Dgo. Rep. Dom. acalfau@yahoo.es

Índice de Intoxicaciones

Registro no.0007105-15, 2011. Sto. Dgo. Rep. Dom. acalfau@yahoo.es

Tabla de Contenido

Registro no.0007105-15, 2011. Sto. Dgo. Rep. Dom. acalfau@yahoo.es

Registro no.0007105-15, 2011. Sto. Dgo. Rep. Dom. acalfau@yahoo.es

Ácaros del polvo. Alergias. Tifus de las malezas. Tratamiento.
Control. Sarna o escabiosis. Clasificación. Morfología.
Reproducción. Control. Las garrapatas. Clasificación. *Ixodes*
ricinos, Linneo 1758. *Rhipicephalus sanguineus,* Latreille 1806.
Dermacentor reticulatus, Fabricius 1794. Reproduccion. Incidencia
en la salud pública. Enfermedades transmitidas por garrapatas.
Enfermedad de Lyme. Tularemia. Fiebre del conejo o de la mosca
del venado. Fiebre maculosa o manchada de las Montañas
Rocosas. Tratamiento. Control. Chinche de la cama, *Cimex*
lectularius, Linneo 1758. Clasificación. Morfología del chinche
doméstico.Reproducción. Salud pública. Mal de Chagas,
Tratamiento. Control. La pulga doméstica. Clasificación de las
pulgas domésticas. Morfología. Reproducción. Salud Pública.
Pulicosis.Tratamiento.Tifus endémico, Murino o de la pulga de
la rata. Tratamiento. Control.

Registro no.0007105-15, 2011. Sto. Dgo. Rep. Dom. acalfau@yahoo.es

Prólogo

El *Homo sapiens* ha sido descrito por ciertas instancias teológicas como "el rey de la Creación". En efecto, el hombre pertenece a una especie animal dotada de raciocinio, de infinitos medios de comunicación, capaz de aprender, de crear y de sobrevivir en los más variados hábitats y climas del Planeta. Puede eliminar y de hecho ha eliminado millones de especies, entre ellas -precisa y casi completamente -, la propia.

El ser humano es predador por excelencia: mata animales, elimina bosques y desaparece ecosistemas y paisajes por donde quiera que pasa o se asienta temporal o permanentemente.

Sin embargo, el hombre es perseguido, acompañado y molestado por numerosos seres que se mueven a su rededor, a los cuales les proporciona alimento, hábitat y sustento. Empero, nuestro héroe no es capaz (ni lo será nunca) de eliminar esos especímenes para él malignos y que se aprovechan de él. Nos referimos a las llamadas plagas domésticas, las cuales denominamos así, a pesar de que el *Homo sapiens* es también, paradójicamente, una plaga. Si, lo somos y en efecto, hemos ejercido ese dañino papel a través de la historia.

De repente, aparece un joven científico, dedicado y estudioso, quien nos describe y resume la lógica alternativa: Ya que no podemos eliminarlas, al menos podemos controlarlas.

Y este caballero, curioso y práctico, nos presenta una pequeña obra en la cual describe, de manera sencilla y acuciosa, a esos pequeños monstruos, para que conozcamos su constitución física, sus costumbres, su alimentación y la manera de reproducirse de esos seres inextinguibles, pero si controlables. Y nos describe los métodos de tratarlos de manera tal que los instrumentos que utilicemos no nos hagan daño, ni a nosotros mismos ni a nuestros hijos y mascotas, pues es bien

Registro no.0007105-15, 2011. Sto. Dgo. Rep. Dom. acalfau@yahoo.es

sabido que los venenos que comúnmente utilizamos son en extremo tóxicos y peligrosos.

A menudo, nuestros niños y animales de utilidad o gran afecto se convierten en víctimas de las aplicaciones de plaguicidas que son capaces de producir enfermedades o malestares permanentes que incluso afectan la cadena genética.

Antonio Alfau ha dado en el clavo. Este pequeño manual constituye una herramienta de gran utilidad para quienes tienen el oficio o la responsabilidad de controlar las plagas que merodean a nuestro rededor, teniendo en cuenta que los productos usualmente utilizados para combatirlas pueden ser más dañinos que los peligrosos y molestosos bichos que suelen asediarnos en nuestro propio hogar. Esta obra es para conocimiento y uso de estudiantes, profesionales, jefes de familia o negocio y amas de casa que resulten o teman ser asediados por estas alimañas.

Aprovechemos el cúmulo de conocimientos que nos brinda este acucioso profesional.

Dr. Antonio Thomen.
21 – 10 – 2010.

Registro no.0007105-15, 2011. Sto. Dgo. Rep. Dom. acalfau@yahoo.es

Introduccion

Este texto representa un instrumento de consulta para el lector en lo que se refiere al tema de aquellos seres vivos que se constituyen en plagas para el hombre causándole múltiples enfermedades y daños a su entorno. El mismo presenta una descripción detallada de estos organismos, los síntomas y tratamientos de las enfermedades que producen, así como la información necesaria para ejercer su control por medios propios.

Esta información se acompaña de aplicaciones a la medicina y la química, además de interesantes datos históricos y científicos relacionados con las plagas domésticas. Los temas y ciertos términos expuestos son abordados con rigor científico, de la forma mas resumida posible para un máximo de contenido didáctico.

La defensa de la salud y la preservación del ambiente motivan en el fondo, el contenido de esta obra.

Plagas domésticas

Tratemos de establecer una definición que concuerde con el concepto de plaga doméstica, comparando los significados particulares de los términos involucrados.

El término plaga procede del latín y significa calamidad grande que aflige a un pueblo. Se define como: desgracia pública, calamidad; organismo animal o vegetal que perjudica la agricultura; exceso de una cosa especialmente si es nociva o molesta.

Registro no.0007105-15, 2011. Sto. Dgo. Rep. Dom. acalfau@yahoo.es

Consideremos, desde una óptica más práctica que teórica, el alcance demostrativo de la voz plaga, citando de la Biblia, las diez plagas de Egipto*:

1. El agua roja que mató todos los peces del Nilo.
2. La invasión de las ranas.
3. La plaga de mosquitos
4. La irrupción de las moscas.
5. La muerte del ganado.
6. Las úlceras en la piel.
7. El granizo con fuego.
8. El ataque de las langostas.
9. Las tinieblas.
10. La muerte de los primogénitos.

En la práctica del diario vivir, una plaga viene a ser algo así como un problema grande frente al cual el hombre se siente impotente, derrotado e indefenso.

Al revisar literatura buscando una definición de plaga acorde a nuestro caso, consideramos como apropiada la enunciación siguiente:

"Organismo (hongo, planta o animal) el cual mata, parasita, causa enfermedad o daña plantas de cultivo, animales de interés para el hombre, productos de almacén como granos o madera y al mismo hombre".

De su parte, la palabra "doméstico", del latín *domesticum*, relativo a la casa u hogar. El significado de la voz doméstico es específico, a sabiendas que para nuestro asunto, casa u hogar debe entenderse, toda construcción o local del uso de los seres humanos.

---

* La descripción de las plagas de Egipto varía según las diferentes versiones de la Biblia. Aquí nos estamos basando en la narración al respecto, de la Biblia Latinoamericana, edición revisada del año 2002.

Registro no.0007105-15, 2011. Sto. Dgo. Rep. Dom. acalfau@yahoo.es

Entendamos pues, como plaga doméstica, aquella que afecta al hombre en su cotidiano vivir; en si, combinación particular de organismos que provocan enfermedades o daños al ser humano. Estas especies escogieron al hombre y su entorno como su hábitat, aprovechándose de la seguridad que les brindan sus construcciones, el abasto de alimentos y sus descuidos en la higiene.

Hemos considerado como plagas domésticas, para presentación en este trabajo, a los mosquitos, a los ácaros incluida la garrapata, cucarachas, los piojos, moscas, chinches, ratas y ratones. Se incluye el comején y la carcoma por aquello de la amplitud significativa del término plaga.

Plagas domésticas y salud pública

Las plagas domésticas contaminan el ambiente de los seres humanos en la búsqueda de los alimentos que necesitan, los cuales el hombre les suple: unas se nutren del mismo hombre, como los mosquitos, piojos y garrapatas, que aprovechan su sangre; otros comen de su piel, como ciertos ácaros; otras siguen el rastro de sus alimentos o sus desechos.

En su accionar habitual, estos intrusos esparcen los microorganismos que producen los males que afectan al hombre.

Las que se alimentan de sangre, trasmiten a través de la picada, enfermedades como la fiebre amarilla, el dengue, la malaria, peste bubónica y tifus, entre otras.

En el otro grupo, el fenómeno de la transmisión de las enfermedades se verifica de diferentes maneras. En el caso de las ratas y los ratones, los organismos patógenos pueden ser propagados a través de la saliva, la orina, los pelos y las heces de esos roedores, los cuales son transmisores potenciales de: leptospirosis, salmonelosis, triquinosis, rabia, brucelosis, listeriosis y encefalitis. También transmiten la peste bubónica y la peste septicémica mediante las pulgas que a ellos parasitan.

Registro no.0007105-15, 2011. Sto. Dgo. Rep. Dom. acalfau@yahoo.es

La mosca acarrea entre los minúsculos pelos que cubren su cuerpo, todo lo que se le pega en sus recorridos entre la basura y excrementos y cadáveres de todo tipo de ser viviente, sin hablar de su contaminante y asqueroso tipo de digestión; se le asocia a la transmisión de la disentería, el cólera y la fiebre tifoidea. Asimismo, la cucaracha transporta en su sistema digestivo así como en los pelos de sus patas, agentes patógenos que enferman al hombre; además, contamina los alimentos con los efluvios que su cuerpo produce (efluvio: lat, efluvium, emisión de pequeñas partículas o vapores de un cuerpo). Está comprobado que la cucaracha es precursora de procesos alérgicos, y puede transmitir ciertas gastroenteritis, diarreas inespecíficas, disentería y otros males relacionadas con el proceso de la descomposición de los alimentos.

La historia de estas plagas, hoy domésticas, se distancia exageradamente en el tiempo.

Trescientos millones de años para las cucarachas, las cuales sobrevivieron al cataclismo que cambió la fisionomía del planeta hace sesenta y cinco millones de años.

Después de este hecho, el cual produjo la extinción de los dinosaurios, el clima del planeta cambió de forma tal que favoreció la proliferación de los pastos y los árboles, lo que a su vez benefició la multiplicación de la fauna mamífera de sangre caliente: los roedores, ratas y ratones, entre esos mamíferos; y tras la sangre de todos ellos, se multiplicaron las especies hematófagas como los ácaros, piojos y mosquitos.

Por su parte, los humanoides u homínidos, predecesores del hombre, han estado sobre la tierra durante alrededor de 3 millones de años.

Pasaron de los árboles a las cavernas, donde adquirían mayor seguridad ante las inclemencias del tiempo y el ataque de depredadores. Es de suponerse, por lógica, que el hombre de las cavernas convivió con los ancestros de las plagas domésticas actuales.

La evidencia fósil establece la aparición sobre el planeta, del hombre propiamente dicho, hace entre 80,000 y 100,000 años. Es

Registro no.0007105-15, 2011. Sto. Dgo. Rep. Dom. acalfau@yahoo.es

decir, cuando el hombre aparece sobre la superficie terrestre, las hoy plagas domésticas tenían millones de años de existencia.

Mientras el hombre manifestaba su presencia en la extensión del planeta, las plagas le seguían los pasos, adquiriendo de éste, suministro de alimento y vivienda seguros. En el discurrir del tiempo, estas plagas domésticas han ido adquiriendo habilidades que les aseguran su supervivencia; poseen la capacidad de reconocer las prácticas que el hombre utiliza para eliminarlas; son capaces de crear resistencia a la acción de los venenos que se utilizan contra ellas; se han adaptado a los diferentes climas y situaciones; asímismo, aumentan su presencia en torno al hombre, dirigidas por su instinto de conservación y con el apoyo logístico de las malas costumbres del mismo hombre, quien insiste en atentar reiterativamente contra la vida del planeta Tierra.

La trágica realidad es que las plagas domésticas, no solo están ganando el pleito, sino que es muy posible que sobrevivan al ser humano.

Dentro del contexto de esta realidad que afecta a todos los países del mundo, las políticas de Estado respecto al tema, difieren, yendo desde ciertas campañas de salud pública hasta cero acción. La atención que presta el Estado al control de plagas es, en la práctica, mas notoria tanto mas desarrollado es el país, no obstante sus radios de acción son muy limitados.

Consideramos por tanto que es conveniente para quien sufra las consecuencias de la incidencia de una plaga cualquiera, si no está entre sus posibilidades usar el fuego o contratar el servicio, aprender y capacitarse en el tema para poder resolver por si mismo el caso que le corresponda enfrentar.

Control de plagas. Historia

En algún momento, la incidencia de las plagas domésticas debe haber molestado al hombre, quien en algún instante debe haber adoptado acciones para combatirlas. Podemos deducir que

Registro no.0007105-15, 2011. Sto. Dgo. Rep. Dom. acalfau@yahoo.es

entre los primeros intentos usados por los primitivos habitantes del planeta para reducir las molestias causadas por las plagas, estuvieron por ejemplo, encender hogueras para producir humo o aplicar extractos de plantas tóxicas, barro o polvo sobre su piel, para repeler los insectos que los molestaban o les causaban irritación. Sin lugar a duda, deben haber utilizado fuego directo, sumamente efectivo contra algunas plagas y cuyo uso es conocido sobre la tierra hace alrededor de un millón de años.

Aparte del uso del fuego en el combate contra plagas, los historiadores han seguido el uso de plaguicidas hasta la época de Homero (1000 años A.C.), correspondiendo a los primeros registros de insecticidas, la quema de azufre como fumigante. Se habla de ciertos productos utilizados para ahuyentar las moscas y de que las momias eran tratadas con esencias para conservar los cuerpos.

Plinio el Viejo (23-79 A. C.) en su obra "Historia Natural", registró la mayoría de los primeros usos de insecticidas; menciona la utilización del arsénico así como el de extractos de tabaco y pimiento, el agua jabonosa, aguacal, vinagre, trementina, aceite de pescado, salmuera y lejía.

De la rata, por ejemplo, se sabe que los egipcios, hace 5,000 años, domesticaron al hurón o mangosta (*Mustela furo*) al que tenían como mascota para el control de las ratas. Luego fue utilizado en Europa para la caza de conejos.

Mas adelante, la Reina Victoria, adoptándolo como mascota, se dedicó a apoyar su crianza y reproducción, y solía regalarlos a sus amigos para mascotas.

El avance de la civilización, con su consecuente daño a la naturaleza, produjo desequilibrios ecológicos que dieron lugar a la manifestación de poblaciones de especies otrora poco perceptibles, que se hicieron sentir significativamente en la agricultura.

Esta realidad incentivó la búsqueda de soluciones contra las plagas; entre ellas, el aprovechamiento de la capacidad insecticida de productos naturales como el crisantemo y el tabaco, alternativa que data de los siglos XVII y XVIII; todavía en esa época, los daños ocasionados por las plagas que no se atribuían a la ira de Dios, se consideraban como obra de los espíritus malignos, las brujas y los duendes o diablillos, todos ellos enemigos de las fuerzas benéficas en el mundo.

Tal idea perduró durante varias centurias, como lo comprueban las crónicas escritas en Hungría durante los siglos XI al XIII, cuando las siembras de cereales eran diezmadas por el ataque de diferentes plagas. Es a partir de mediados del siglo XIX cuando empiezan a practicarse métodos científicos en el control de las plagas agrícolas.

El control de plagas adquiere un nuevo matiz con la industrialización de los plaguicidas. No es sino hasta 1940 cuando se inicia la producción de insecticidas sintéticos a gran escala; de manera progresiva se sucedieron los productos órgano clorados *(DDT, los drines: Aldrin, Bidrín,* etc.), los órgano fosforados *(Malatión)*, y los carbamatos. Con el tiempo fueron declarando su carácter nocivo para el ambiente y la salud animal, lo que produjo su desplazamiento por una nueva generación de insecticidas, los *piretroides*, de origen natural, los cuales se preparan de forma artificial, modificando la estructura de los piretros naturales y extraídos de las flores secas del crisantemo. Estos insecticidas no tienen efecto residual, su permanencia en el ambiente es corta, su toxicidad es baja, por tanto el daño que pudieran causar al hombre es mucho menor. Por último, se han desarrollado insecticidas llamados *nicotinoides*, sintetizados a partir de la planta de tabaco y los llamados insecticidas biológicos, preparados a base de bacterias que enferman y eliminan el insecto, como el *Bacillus thuringensis* y las *ivermectinas*.

Hoy en día, el uso de los insecticidas se ha hecho obligatorio; los mismos se han constituido en eficientes aliados del hombre en su lucha contra las plagas domésticas y agrícolas.

Dada la gran cantidad de plaguicidas en el mercado, es importante conocer sobre los daños que los mismos pueden

Registro no.0007105-15, 2011. Sto. Dgo. Rep. Dom. acalfau@yahoo.es

acarrear a la salud y al ambiente, lo que trataremos mas adelante en el capítulo correspondiente a los plaguicidas.

Control de plagas. Definición

La palabra control proviene del término francés *contrôle* y significa comprobación, inspección, fiscalización o intervención. También se refiere, en otro orden, al dominio, mando y preponderancia, o regulación sobre un sistema. Se consideran sinónimos de *control*, las palabras examen, vigilancia, revisión, registro, observación e investigación, entre otras.

Atendiendo a su significado, la palabra control encierra un conjunto de acciones cuyo objetivo es el mantenimiento de patrones preestablecidos con un fin determinado.

Dentro de este contexto, control de plaga podría definirse como el conjunto de acciones necesarias para evitar que una plaga llegue a afectar al hombre. Esto incluye desde el establecimiento de buenas costumbres para mantenerlas alejadas hasta el uso de alternativas biológicas, químicas o mecánicas para eliminarlas cuando se le acerquen demasiado.

Toda acción orientada al control de plagas conlleva la determinación de una estrategia que incluya diferentes labores, que en su conjunto, mantengan la presencia de las plagas a su mínima expresión, si no ausentes.

Diferentes tipos de control de plagas
Control cultural

Debe tenerse en cuenta que lo mas importante para tener éxito en el control de una plaga, es evitar que se manifiesten las condiciones que favorecen su desarrollo. Esto se denomina control cultural, lo cual consiste en el establecimiento de costumbres o hábitos de manejo del entorno bajo dominio, que impidan a la plaga satisfacer sus necesidades básicas de agua, alimento y protección.

Registro no.0007105-15, 2011. Sto. Dgo. Rep. Dom. acalfau@yahoo.es

Control químico

Consiste en la utilización de productos químicos tóxicos que eliminan las plagas. La utilización del control químico debe plantearse según el ciclo biológico de la plaga en cuestión. La duración del efecto del producto determina cuando volver a aplicar para romper el ciclo reproductivo de la plaga.

Control biológico

Es el uso de agentes biológicos en las estrategias de control. Entre las alternativas biológicas para el control de plagas se cuenta con el uso de organismos vivos que las enferman, plantas repelentes que las ahuyentan y depredadores naturales que se alimentan de ellas.

Control mecánico

Es el tipo de control más antiguo y simple, e incluye toda aquella labor que acabe con la plaga mediante el uso del ingenio del hombre. Es mas utilizado en plagas agrícolas para cultivos orgánicos, pero existen alternativas para plagas domésticas: las trampas, usar una vara para golpear una rata o un periódico envuelto para aplastar moscas o mosquitos, o un pisotón a una cucaracha, son ejemplos de control mecánico.

La naturaleza de cada plaga determina la particularidad del control mecánico posible de utilizar.

Control integrado o integral

Encierra un sentido de comportamiento particular; combina los diferentes tipos de control o recursos que sean posibles emplear contra una plaga determinada o varias plagas a la vez. Este es el tipo de control ideal y más que control podría llamarse cultura.

Registro no.0007105-15, 2011. Sto. Dgo. Rep. Dom. acalfau@yahoo.es

El control integral abarca el tiempo y el espacio y exige disciplina y alguna mística de comportamiento.

Nota final.

De todos los tipos de control de plagas posibles, el control químico es el que mayor crecimiento comercial ha tenido. Cualquier estrategia de control de plagas incluye la utilización de algún veneno, para lo cual se cuenta con una amplia gama de productos comerciales sintéticos; así como de extensa es la oferta de venenos, es la información que genera.

Registro no.0007105-15, 2011. Sto. Dgo. Rep. Dom. acalfau@yahoo.es

Capítulo 1

Cronología de la utilización de los venenos

"Un veneno es cualquier sustancia tóxica, ya sea sólida, líquida o gaseosa, que pueda producir una enfermedad, lesión, o que altere las funciones del organismo cuando entra en contacto con un ser vivo, incluso provocando la muerte".

Teofrasto Paracelso (n. en Zurich, 1493), controversial médico del siglo XVI al referirse al veneno consideraba que todas las sustancias son venenos, que no existe una que no lo sea; la diferencia entre todas es la dosis, la cual determina la diferencia entre un veneno y una medicina. Todo es veneno, nada es sin veneno. Sólo la dosis hace el veneno.

Según esta observación de Paracelso, todas las sustancias son tóxicas a dosis altas; así sea el agua, el oxígeno o las vitaminas; la diferencia con los venenos, es que éstos son sustancias nocivas a concentraciones o dosis muy bajas. La diferencia entre veneno y fármaco es la dosis administrada o acumulada en el cuerpo, pero generalmente un veneno es mortal a una determinada dosis y sin ninguna función terapéutica.

El diccionario Larousse define la palabra veneno así: "veneno n. m. (lat. *venenum*). Sustancia que ocasiona la muerte o graves trastornos en el organismo. 2. Cualquier cosa nociva para la salud. 3. Lo que es capaz de pervertir o causar un daño moral. 4. Malevolencia puesta en lo que se dice."

Esta definición confiere al término veneno una connotación más amplia de lo que la oportunidad nos ocupa. En esta ocasión nos referiremos a las sustancias que matan o causan daño físico, obviando el poder destructor ocasional de la palabra.

Registro no.0007105-15, 2011. Sto. Dgo. Rep. Dom. acalfau@yahoo.es

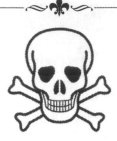

Símbolo universal de identificación del veneno

Al hurgar en el tiempo investigando acerca del origen del uso de los venenos, encontramos que la especialización más antigua descrita de dicha práctica, corresponde a venenos utilizados para eliminar gente; en mucha menor escala, para atacar plagas.

Crónicas de la antigüedad mencionan la utilización de azufre y cal como plaguicidas, así como el manejo de arsénico y derivados del fósforo en el control de roedores. Una planta, la escila roja (*Urginea marítima*) es de uso antiguo conocido como raticida.

También se cita el aprovechamiento de las cualidades insecticidas del crisantemo y el tabaco. Los datos históricos sobre estas prácticas son aislados y no se registra un avance significativo si comparamos con la usanza de los venenos para acabar con seres humanos.

Los venenos utilizados para eliminar personas presentan mayor desarrollo. Ciertos criminólogos mencionan la utilización de tóxicos letales entre los sumerios, los egipcios y los chinos. La lista de famosas víctimas de envenenamiento parece infinita.

La muerte de Alejandro Magno, ocurrida en 323A.C. fue atribuida por algunos al paludismo, aunque se dice que fue envenenado por Antípater, general gobernador de Macedonia, en un complot en el que también participó, su maestro, el filósofo Aristóteles.

El manejo de los venenos entre griegos y romanos era práctica conocida; recordemos a Sócrates, víctima de la cicuta de una condena judicial y los casos de los emperadores romanos

Claudio, Domiciano, Caracalla y Heliogábalo, víctimas del veneno de sendas conspiraciones.

Todos estos ejemplos, son casi juego de niños si se comparara con la utilización que tuvieron los venenos durante la Edad Media y el Renacimiento.

En la Italia del Renacimiento la familia Borgia se hizo famosa por su hábito de eliminar a sus adversarios con este método; acostumbraban usar una poción conocida como *La Cantarella*, la cual contenia arsénico, con la que solían asesinar a quien se les antojara, generalmente durante banquetes en los cuales ellos eran los anfitriones.

En Venecia se cita la existencia del *Consejo de los Diez*, que ejecutaba los envenenamientos según tarifa; usaban compuestos a base de mercurio y arsénico. Se hablaba por entonces de la existencia de escuelas donde podía aprenderse la técnica del buen envenenador.

A Teofanía d`Adamo, conocida como *La Toffana*, italiana de Sicilia, se le atribuyeron en el siglo XVII, mas de 600 asesinatos por encargo; utilizaba un veneno basado en el arsénico, que se conocía como *agua de Toffana*; su especialidad era la eliminación de esposos o amantes, a encargo de mujeres despechadas

La técnica del envenenamiento tenía sus variantes según las situaciones a resolver. En conspiraciones como la que acabó con el emperador Claudio, la acción del veneno podía ser rápida.

En caso de usar el envenenamiento para matar sin que se supiera quién era el asesino, la intoxicación era lenta para que pareciera una enfermedad (caso de Alejandro); se aplicaban dosis cada cierto tiempo, hasta que el envenenado moría, a veces al cabo de meses. Como en esos tiempos no se sabía como comprobar la muerte por envenenamiento, se atribuía a alguna enfermedad.

En Francia, el envenenamiento dirigido se hace sentir en los siglos XVII y XVIII, cuando se utilizó para resolver problemas entre la aristocracia. La más famosa envenenadora de la época fue la Marquesa de Brinvilliers-La Motte, Marie Madeleine d'Aubray (1630-1676). Tuvo entre sus víctimas a su padre y hermanos, además atentó, aunque si éxito, contra su propia hija.

Los envenenamientos fueron su terrible pasión; esto la llevó a convertirse en envenenadora compulsiva y solía usar indigentes para confirmar la efectividad de sus pócimas; los envenenaba sistemáticamente durante sus visitas de caridad a hospitales y hospicios; repartía chocolates y dulces envenenados. Su fórmula era a base de dosis de arsénico consecutivas combinadas con una sal de mercurio (calomel). La intoxicación con el arsénico producía síntomas que eran confundidos con los de diversas enfermedades, los cuales eran tratados por los médicos con calomel; la misma técnica utilizada mata envenenar a Napoleón. El caso de esta asesina provocó la creación en Francia de un tribunal exclusivo para juzgar casos de envenenamiento: *la Chambre Ardente o Chambre de Poisons.*

El asunto de los envenenamientos alcanzó tal magnitud en esas sociedades, que se hizo común el uso, de un degustador *(praegustator)*, cuya responsabilidad era, comer primero de los alimentos que iba a consumir su patrón, muy especialmente en ocasión de invitaciones a fiestas y banquetes. Esta costumbre era ya antigua y se conoce la participación en el complot contra Claudio (54 d. C), de su propio praegustator, el eunuco Halot.

La explotación del envenenamiento se desarrolló entre las sociedades de la historia, principalmente dirigido hacia provocar cambios políticos, acelerar transmisión de bienes hereditarios y resolver problemas matrimoniales o de parejas, con mas frecuencia entre las clases pudientes o dominantes.

En el siglo XIX, el uso de los venenos con fines homicidas fue perdiendo actualidad en la medida que se fueron descubriendo técnicas de detección de tóxicos en el cuerpo humano. Cuando se descubrió como aislar el arsénico en un organismo, se abrían las puertas para la detección de los demás venenos; la complicidad del tóxico en algún homicidio podía ser probada, tal riesgo constituyó el ocaso del oficio de envenenador.

Registro no.0007105-15, 2011. Sto. Dgo. Rep. Dom. acalfau@yahoo.es

No obstante, el envenenamiento selectivo contra humanos, no necesariamente desapareció; muy posiblemente se ha especializado. Habrá que esperar quizás muchos años para conocer, cuántos casos de envenenamientos de los que no nos hemos enterado.

Aprovechemos la ocasión para citar ejemplos de gran repercusión mediática.

Durante la guerra fría, el envenenamiento de adversarios políticos era común entre las partes.

En 1978, el escritor búlgaro Georgi Markoc exiliado en Londres, fue pinchado con un paraguas en una pierna, por una persona que se excusó amablemente en una parada de autobuses. Cuando llegó a su casa empezó a sentirse mal y a los tres días murió. El diagnóstico, ricino con una mezcla de iridio y platino. El asesinato se atribuyó al servicio secreto ruso.

Ya en nuestros días, en el año 2004, el político ucraniano Víctor Yushenko, fue envenenado con un veneno hasta ese momento de desconocido uso para esos fines, una dioxina; contaminante que resulta del proceso de la fabricación de herbicidas y otros productos químicos. La víctima no murió, pero quedo desfigurado para siempre.

Alexander Litvinenko, antiguo agente del servicio secreto ruso y feroz crítico de Vladimir Putin, vivía refugiado en Londres. Empezó a sentirse mal después de una sesión de té en el Hotel Millenium con dos tipos rusos el 1ro de noviembre del 2006. Murió el día 23; fue envenenado con polonio 210.

En la segunda mitad del siglo 19, la necesidad de controlar las plagas agrícolas provocó el impulso de la industria de los plaguicidas; floreció la alternativa de la utilización de productos que eliminaran las plagas que afectaban diferentes cultivos comerciales; siendo las enfermedades del cultivo de la vid, las precursoras de la busqueda de los plaguicidas agrícolas.

Aparecen los productos en base a azufre y cobre, también se utilizó el arsénico. Además se registran ejemplos particulares

Registro no.0007105-15, 2011. Sto. Dgo. Rep. Dom. acalfau@yahoo.es

de utilización de insecticidas naturales en el control de plagas agrícolas.

De forma limitada se aprovechaba el efecto insecticida de sustancias naturales como los piretros, la nicotina y la rotenona. Hacia comienzos del siglo 20 se desarrolló a nivel doméstico no industrial, la producción del *Bacillus thuringensis*, el cual es un microorganismo con poder insecticida contra muchas especies de insectos, incluso llegó a comercializarse vía postal.

Estos modelos de control de insectos prácticamente desaparecieron cuando se reveló el efecto insecticida del DDT.

Repasemos el del cultivo de la uva (*Vitis vinífera*) como ejemplo, cuyo cultivo para la producción es bastante antiguo y que, con el tiempo, a pesar de su origen mediterráneo, extendió su presencia alrededor de todo el globo gracias a su poder de adaptabilidad a diferentes climas y a la apetecida demanda de su producto final, el vino.

Es a finales del siglo XIX, que en plantaciones de uva se manifiestan enfermedades producidas por plagas hasta ese momento de limitada importancia; existían antes en poca escala, pero llegaron a alcanzar niveles de incidencia tales, que disminuían considerablemente la producción.

Enfermedades producidas por hongos como el *Oidium* (oidio, ceniza o quintal) y el *mildeu* dieron lugar al nacimiento de los fungicidas azufrados contra la primera y los cúpricos (caldo bordelés) contra la segunda.

En el año 1863 ya se comentaba entre los viticultores franceses de la Provenza, la aparición de una extraña plaga en la viña de Chateau d'Aguillon. Esta calamidad producida por un insecto, la filoxera (*Daktulosphaira vitifoliae*), llegó a los viñedos europeos procedente de América, donde se había introducido la vid por colonos del viejo continente, y quienes al llevar sus variedades a Europa, llevaron consigo al insecto, hasta entonces desconocido allí; esta plaga provocó grandes estragos en la Europa vitivinícola.

Registro no.0007105-15, 2011. Sto. Dgo. Rep. Dom. acalfau@yahoo.es

En Francia solamente la producción para el 1875 había descendido al 25% con relación a la producción del 1863. Varias regiones vitícolas necesitaron hasta 30 años para recuperarse.

Las primeras soluciones contra la filoxera fueron medidas culturales como utilizar variedades resistentes y utilizar técnicas de cultivo que retardaran el desarrollo de la plaga.

Posteriormente se hicieron necesarias acciones más efectivas con lo que se ideó la utilización de un poderoso veneno, el sulfuro de carbono diluido en agua, inyectado profundamente en la tierra al pie de la planta. Este insecto tiene fase larval subterránea que se alimenta de raíces. La solución a esta plaga no ha sido precisamente la utilización de plaguicidas; la salida que se impuso fue la selección de variedades resistentes.

En los primeros tiempos del uso de insecticidas, todas las acciones estaban dirigidas principalmente a la eliminación de los criaderos; se utilizaban *larvicidas* como el acetoarsenito de cobre aplicado al suelo (Verde de París). Contra los mosquitos, el criadero se atacaba de forma mecánica con excelentes resultados: se vertían en las aguas estancadas, aceites derivados del petróleo que asfixiaban las larvas acuáticas al bloquear su respiración. La lucha contra la fase adulta del insecto fue posterior. El uso de adulticidas no se desarrolló hasta que fue descubierta la capacidad insecticida del DDT.

Paralelamente a la búsqueda de plaguicidas con fines agrícolas, el hombre seguía estudiando los venenos con el objetivo de asesinar gente, ahora con fines bélicos; dando origen a las llamadas guerra biológica y guerra química.

Se define como guerra biológica el uso intencional de organismos vivos o sus productos tóxicos para causar muerte, invalidez o lesiones en el hombre.

La guerra química es la utilización de un producto químico para alcanzar los mismos objetivos de la guerra biológica.

La primera guerra mundial ha sido llamada como la "guerra de los químicos" expresión histórica de lo que es la guerra química.

Registro no.0007105-15, 2011. Sto. Dgo. Rep. Dom. acalfau@yahoo.es

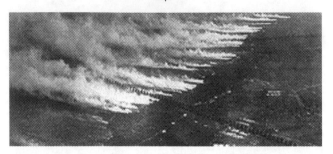

Un ataque con gas venenoso usando cilindros de
gas durante la Primera Guerra Mundial

Se puede mencionar que los alemanes, el 22 de abril de 1915,
lanzaron una nube de gas cloro sobre las tropas francesas en
Ypres en la toma del Canal de la Mancha.

Después de este ataque, los aliados empezaron a usar
máscaras anti-gases en los frentes de combate.

Asímismo, los franceses utilizaron fosgeno, gas venenoso
que incapacitaba 24 horas después de entrar en contacto
con él.

También se utilizaron gases lacrimógenos como el bromuro
de xililo. De esta forma se generalizó el uso de gases tóxicos por
parte de ambos bandos durante la contienda, culminando con el
uso del gas mostaza (sulfuro de bis-2cloroetilo). Se estima en mas
de 400,000 las bajas que este gas produjo (las bajas comprenden
los incapacitados y los muertos, estos últimos hasta el 10%).
Se calcula que ambos bandos utilizaron alrededor de 124,000
toneladas de gases tóxicos en esa guerra.

La firma de un acuerdo internacional en Ginebra en el
1925 prohibió el uso de gases tóxicos con fines bélicos; no
queriendo esto decir que no se hayan vuelto a utilizar. Entre
los casos conocidos de violación flagrante de este pacto citamos
que Mussolini usó gas mostaza contra los etíopes en 1936, en
la campaña de Crimea y Saddam Hussein contra los kurdos
en 1987.

Durante la Segunda Guerra Mundial, los alemanes utilizaron
gases tóxicos en los campos de exterminio de prisioneros judíos,

Registro no.0007105-15, 2011. Sto. Dgo. Rep. Dom. acalfau@yahoo.es

quienes eran llevados a las cámaras de gas con el pretexto de que iban a ser tratados contra los piojos. Predominó el uso del gas Zyclon B (ácido cianhídrico).

En 1952 se denunció ante la ONU el uso de armas biológicas por parte de E.U. contra Corea y China. Se produjo un informe de 700 páginas, citando el uso de moscas, piojos, mosquitos, roedores, conejos y otros animales pequeños infectados con gérmenes de cólera, tifus, ántrax, peste bubónica y fiebre amarilla.

Los Estados Unidos refutaron los cargos y las Naciones Unidas nunca se pronunciaron.

Otro caso de guerra química diferente al ejemplo tradicional, fue la utilización de herbicidas por parte de los Estados Unidos durante la guerra de Vietnam. Los bosques eran rociados con el funesto "agente naranja", provocando su muerte o defoliación, dejando al desnudo los escondites del enemigo. Esta estrategia dió poco resultado militar; lo que si produjo con el tiempo fue numerosas enfermedades y dolencias no solo entre la población enemiga sino a las mismas tropas americanas. Los productos que se utilizaron fueron 2,4,D, 2,4,5t y Paraquat.

Hoy en día, todavía se manifiesta la acción de estos herbicidas en la descendencia de quienes estuvieron expuestos al contacto con estos productos.

A partir de 1940 se empiezan a producir, a gran escala, insecticidas no naturales con fines agrícolas y de salud pública, sucediéndose progresivamente el DDT, los insecticidas órgano clorados, los organo fosforados y los carbamatos.

Todos estos productos se conocen como orgánicos sintéticos, por tener carbono en su composición química. Del concepto de orgánico que tiene el lego, estos productos lo menos que tienen es ser orgánicos.

En el año 1939, el investigador suizo Paul Müller (1899-1965) descubrió la efectiva acción insecticida del dicloro-difenilotricloroetano, mundialmente conocido con el nombre de DDT. Los éxitos alcanzados por el DDT fueron espectaculares. Su efectividad se manifestó no solo en campañas de salud pública, sino a nivel de cultivos agrícolas. Sin embargo, las plagas adquirieron resistencia a este producto, lo que obligó a elevar la concentración de las aplicaciones, adquiriendo las plagas mayor resistencia aún, a tal punto que muchas se hicieron inmunes.

Los estragos provocados en el medio ambiente a causa de la utilización del DDT y sus derivados fueron enormes. Este insecticida no se diluye en el agua, pero si en la grasa animal donde se acumula provocando trastornos a la salud humana, animales, aves, peces e insectos. Su permanencia en el ambiente es larga debido a que es poco biodegradable; en el suelo puede durar hasta 50 años, en la grasa animal hasta 8 años. Paradójicamente, este descubrimiento le valió el Premio Nobel de medicina y fisiología en 1948.

La alarma contra el DDT fue el libro "Primavera Silenciosa" de Rachel Carson.

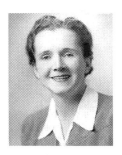

Su obra, publicada en 1962, planteaba con casos concretos y reales, los males ocasionados al ambiente y salud humana por el uso de los insecticidas de ese entonces.

La Sra. Carson afirmaba con toda larazón que el DDT, más que insecticida era un biocida y se refería a ese producto como el "elixir de la muerte". Por su obra enfrentó ataques y ultrajes de la más variada índole; hasta de agente comunista fue acusada.

"En una población en la que se pulverizaron las tierras con DDT para acabar con una invasión de escarabajos se inició un proceso de consecuencias fatales. Los escarabajos agónicos atrajeron a los pájaros insectívoros, la lluvia arrastró el producto químico, lo cual afectó a las lombrices y contaminó los charcos donde bebían las aves. Ardillas, ratas almizcleras, conejos o zorras tigrillo fueron los siguientes en morir. Los pájaros sobrevivientes quedaron estériles, ya que el DDT impide que

Registro no.0007105-15, 2011. Sto. Dgo. Rep. Dom. acalfau@yahoo.es

la cáscara de los huevos se endurezca, con lo que se rompían antes de su ciclo natural. Los gatos desaparecieron. A medida que el DDT iba escalando niveles en la cadena alimenticia, aumentaba su concentración en los tejidos animales".

Este es un relato real. Sucedió en Sheldon, Estados Unidos, durante la cruzada que se llevó a cabo para exterminar al escarabajo japonés desde 1954 hasta 1961.

Lo peor de todo fue que el avance de dicho escarabajo continuó hacia nuevos territorios.

Este es uno de los tantos casos que la autora narra en su libro; cita también ejemplos reales de la inaudita manifestación de nuevas plagas; insectos inofensivos tradicionalmente y que casi ni se veían, aumentaban su población desproporcionadamente. Sus predadores naturales habían muerto por la acción del plaguicida.

Hasta los años sesenta, los esquimales del polo norte no conocían el cáncer; cuando empezaron a manifestarse repetidos casos de esta enfermedad, los estudios revelaron presencia de trazas de DDT en el cuerpo de los enfermos. Este hecho causó gran asombro en la comunidad científica. Se descubrió que el DDT tiene la capacidad de migrar a través de la atmósfera y depositarse en las regiones templadas (Ver nota al final de este capítulo).

Los argumentos de la Sra. Carson llevaron a la prohibición del uso del DDT en los EU y dejaron abierto el debate de los efectos adversos del uso de los plaguicidas. Primavera Silenciosa constituye un estandarte en la lucha conservacionista.

Rachel Carson murió afectada de cáncer de mama a los 57 años en 1964. Loor a esta gran dama.

A partir del DDT, otros productos clorados aparecieron en el mercado, conformándose la primera generación de insecticidas, los órganos clorados, tales como los Drines (*Endrín, Aldrín y Dieldrín*), Endosulfán y *Lindano*.

Las características residuales de los clorados, y las quejas y argumentos de los ecologistas, lograron desacreditar estos

Registro no.0007105-15, 2011. Sto. Dgo. Rep. Dom. acalfau@yahoo.es

productos, dando nacimiento a una nueva generación de insecticidas, los fosforados orgánicos, solubles en agua y de menor acción residual; algunos de estos: Malatión, Paratión y Diclorvos. Para los años 80, ya se había demostrado que los fosforados podían producir daños similares a los que producían los clorados y empezaban a ser prohibidos igual que los clorados.

Posteriormente fueron desarrollados los carbamatos, derivados del ácido carbámico, los cuales no tardaron mucho en perder su reputación debido a su alta toxicidad en animales de sangre caliente: *Temik* (aldicarb), *Sevín* (carbaryl) y *Matacil* (aminocarb).

Esta realidad ha producido su desplazamiento por otras generaciones de insecticidas, éstos de origen natural otrora utilizados: los *piretroides* y los *nicotinoides;* producidos a partir de las flores del crisantemo y de la nicotina del tabaco respectivamente. Otro grupo de insecticidas, éstos de carácter biológico y cuyo uso se viene generalizando incluyen al *Bacillus thuringensis* y las*avermectinas*, bacterias con propiedades insecticidas. La rotenona extraída de la especie vegetal *Derris sp.* y que también se aprovechaba como insecticida en el pasado, se le atribuye cierta relación con la manifestación del mal de Parkinson, por lo que se ha dejado de de utilizar como insecticida. En conclusion, la tendencia actual en la producción de nuevos plaguicidas es la utilización de productos naturales o biológicos; igualmente naturales o biológicos sintéticos (compuestos de origen natural o biológico, producidos artificialmente por el hombre).

Nota final.

Existe un fenómeno denominado "efecto de destilación total" (global distillation effect, en inglés), mediante el cual, ciertos compuestos orgánicos volátiles tóxicos para la vida, unos fabricados intencionalmente y otros resultado de procesos industriales, pasan a través de la atmósfera desde las regiones del globo más calientes para condensarse en las regiones superiores más frías, depositándose en la vegetación, suelos y superficies acuosas.

Estos componentes han sido bautizados con el nombre de Componentes Orgánicos Persistentes (COPs); son resistentes a la degradación química, biológica y fotolítica, y además se acumulan en el organismo animal y vegetal. Evidencias a nivel global señalan la presencia de este tipo de compuestos en pingüinos de la Antártida (Risebrough et., al 1976) y en osos polares (Derocher, 2003) en el Ártico.

De igual forma se ha detectado la presencia de COPs en zonas de montaña tan remotas como el Aconcagua en los Andes (Quiroz, 2008), los Himalayas (Yang, 2008), los Alpes (Finizio, 2006) y los Pirineos (Gallegos, 2007) en Europa. Encabezan la lista de los producidos intencionalmente, el DDT y los organoclorados, hexaclobenceno -HCB-, el lindano -hexaclorohexano- y el endosulfan; compuestos de utilización industrial: bifenilos poli clorados -PCBs- y los ésteres bifenilicos polibromados -PBDEs-. Otros son productos secundarios de procesos industriales, liberados a través de las chimeneas de industrias en que se fabrican algunos herbicidas: las dioxinas y los furanos.

Registro no.0007105-15, 2011. Sto. Dgo. Rep. Dom. acalfau@yahoo.es

Capítulo 2
Los plaguicidas

La utilización de plaguicidas se ha hecho prácticamente obligatorio para el control de las plagas domésticas, por lo que es importante conocer su pro y su contra para estar en capacidad de saber escoger a qué producto exponerse cuando sea necesario utilizarlo y así correr el menor riesgo posible.

Definición.

Los sufijos son instrumentos del lenguaje que sirven para modificar el significado de una palabra, dando origen a una palabra derivada.

El sufijo "cida", proveniente del latín, ampliamente utilizado en el español, entra en la palabra para la creación de nombres y adjetivos que significan "matador", "exterminador", "destructor", o que mata, extermina o destruye.

De esta forma, un "biocida" es una sustancia que se emplea para eliminar organismos vivos en general; un producto que elimine los parásitos será un "parasiticida"; el que acabe con hongos "fungicida" y "nematicida"el que termine con la acción del nemátodo, ... Y así por estilo.

Dentro de ese contexto, los plaguicidas son sustancias que se utilizan para eliminar plagas. El término pesticida se suele utilizar erróneamente para nombrar a los plaguicidas; la palabra pesticida, atendiendo a la etimología de sus componentes, correspondería a un producto para acabar con la *peste*, enfermedad contagiosa propia de los roedores, producida por una bacteria, la *Yersinia pestis*. La peste pasa del roedor al hombre mediante la picada de una pulga que previamente ha picado a un roedor enfermo. (Ver: Causas y consecuencias de la peste

Registro no.0007105-15, 2011. Sto. Dgo. Rep. Dom. acalfau@yahoo.es

negra, Pág. 113). Comercialmente, los plaguicidas se nombran según el tipo de plaga que ataquen, incluso se diferencian según su particularidad; por ejemplo, entre los herbicidas para matar hierbas, unos matan especies monocotiledóneas o de hoja fina, y otros afectan solo dicotiledóneas o de hoja ancha; unos actúan inhibiendo la fotosíntesis y otros inhibiendo la división celular. En muchos casos existe un producto que es de "amplio espectro", este no es especifico ni particular; por ejemplo, un herbicida de amplio espectro afectaría a la vez, dicotiledóneas y monocotiledóneas o la gran mayoría de ellas.

Asimismo, los insecticidas son para eliminar insectos y para matar ratas y ratones están los raticidas o rodenticidas. El término rodenticida no aparece en ningún diccionario de la lengua española, parece ha sido convertido al español partiendo de la palabra "rodenticide", término utilizado en inglés para nombrar los raticidas. Rodenticida en español no existe; no lo volveremos a utilizar. Con el término pesticida pasa lo mismo, en inglés *pesticide* significa plaguicida.

La industria de los plaguicidas es amplia y diversa; bajo el calificativo de plaguicida aparecen en el mercado una amplia gama de ellos que se agrupan atendiendo a diferentes particularidades.

Clasificación de los plaguicidas

Tipos de Plaguicidas

1. **Según la plaga que controla:**

- Insecticidas .... insectos.
- Fungicidas .... hongos.
- Herbicidas..................... hiervas.
- Nematicidas................. nemátodos*

---

* Gusanos microscópicos de menos de 1mm de longitud.

Registro no.0007105-15, 2011. Sto. Dgo. Rep. Dom. acalfau@yahoo.es

- Molusquicidas............. moluscos (babosas).
- Raticidas....................... ratas y ratones.
- Bactericidas.................. bacterias.
- Parasiticida .... parásitos.

2. **Según su origen.**

- Orgánicos   Contienen carbono en su
  composición química
- Inorgánicos   No contienen carbono.
- Naturales   Neem (azidarachtina), piretro,
  nicotina.
- Naturales artificiales Piretroides, piretrinas,
  nicotinoides.
- Biológicos   Bacterias, depredadores.

3. **Según la composición química:**

- Órgano clorados
- Organofosforados
- Carbamatos
- Piretroides
- Bipiridilos
- Fenoxiacéticos
- Arsenicales
- Mercuriales
- Nitro fenólicos y Nitrocresólicos.
- Bromuros.

4. **Por su modo de acción**

- *De contacto:*   El producto actúa al hacer
  contacto con la plaga. Puede
  tener efecto al ingerirse, si
  el insecto es masticador y

Registro no.0007105-15, 2011. Sto. Dgo. Rep. Dom. acalfau@yahoo.es

	consume partes tratadas de la planta.
• *De ingestión:*	Debe ser ingerido, directa o indirectamente.
• *Por inhalación:*	Debe ser inhalado, aspirado.
• *Sistémico:*	El plaguicida sistémico es generalmente de uso agrícola y es formulado para penetrar al sistema circulatorio interno de la planta y dirigido hacia el estómago de insectos con aparato bucal chupador en el caso de los insecticidas, y para inhibir alguna función en el caso de los herbicidas.

5. El insecticida doméstico

En este texto introducimos el concepto de insecticida doméstico para referirnos al insecticida que puede ser usado en el entorno del hombre sin causar daños a su salud ni a la de sus animales. Nos referimos a productos de origen natural.

La etiqueta

Todos los plaguicidas disponibles en el mercado deben venir acompañados de una serie de informaciones propias del producto.

Normas internacionales han sido establecidas para imprimirle un carácter universal a la nomenclatura con la que se identifican las características de los plaguicidas. Dicha información debe venir impresa en la etiqueta del envase en el cual se expende el producto (frasco, funda, cubeta, etc.).

No debe comprarse un plaguicida sin su etiqueta, con las advertencias e instrucciones correspondientes. Y si no

Registro no.0007105-15, 2011. Sto. Dgo. Rep. Dom. acalfau@yahoo.es

se conoce el producto, no debe comprarse si la etiqueta del mismo está en un idioma que uno no pueda entender. Las leyes fitosanitarias obligan a que todo plaguicida que se comercializa venga acompañado de una etiqueta en el idioma oficial del país donde se comercializa y en la cual debe aparecer la siguiente información:

- **Nombre Comercial**. El nombre dado al plaguicida por el fabricante.

- **Nombre químico** (principio o ingrediente activo). Es el nombre del compuesto químico que actúa como veneno. **OJO**: debe tenerse en cuenta que es común encontrar el mismo producto químico con diferentes nombres comerciales; el DDT, por ejemplo, tiene mas de 200.

- **Formulación**. Las etiquetas de los plaguicidas siempre describen el tipo de presentación: polvos, gránulos, pastillas, líquidos, soluciones y gases.

- **Composición**. Describe los ingredientes que conforman el plaguicida y sus porcentajes. El ingrediente activo es el agente tóxico del producto. Los ingredientes inertes son aquellos componentes que no tienen acción tóxica, pero actúan como coadyuvantes o disolventes.

- **Banda de color y la clasificación toxicológica**. Esta clasificación viene dada por el color de una banda de color que generalmente es colocada en la parte inferior de la etiqueta. Cada color indica el peligro toxicológico del producto según la OMS:

Color rojo 1a:	Producto sumamente peligroso.	Muy tóxico.
Color rojo 1b:	Producto muy peligroso.	Tóxico.
Amarillo:	Producto moderadamente peligroso.	Nocivo

| Azul: | Producto poco peligroso. | Cuidado |
| Verde: | Producto no peligroso. | Cuidado |

- **Fabricante.** La etiqueta debe tener el nombre y dirección del fabricante del producto.

- **Registro agrícola y números del producto.** Según las leyes de cada país.

- **Indicaciones de primeros auxilios.** Describe que se debe hacer en caso de exposición accidental de contacto, inhalación o ingestión y el antídoto si lo tiene.

- **Indicaciones de precaución.** Describe los peligros relacionados con el químico. Este menciona el por qué del peligro del plaguicida, qué efectos adversos puede producir y describe el tipo de equipo protector que debe ser usado mientras se trabaja con el producto.

- **Palabra de precaución.** La categoría de toxicidad de cada plaguicida se refiere a la palabra de precaución que debe aparecer en la etiqueta.

Categoría	Palabra de precaución en la etiqueta
Toxicidad alta	PELIGRO
Toxicidad moderada	ADVERTENCIA
Toxicidad baja	PRECAUCION
Relativamente no tóxico	NINGUNA

- **Indicaciones en clasificación de uso.** Los plaguicidas son clasificados por las agencias de protección ambiental como de "Uso General" o "Uso Restringido". Estos últimos generalmente ameritan de técnicos registrados para su uso.

Registro no.0007105-15, 2011. Sto. Dgo. Rep. Dom. acalfau@yahoo.es

- **Instrucciones para el uso.** Estas instrucciones deben describir cómo aplicar el plaguicidas, la dosis, cuánto, dónde y cuándo usar.

- **Indicaciones de uso inadecuado.** Esta le recuerda al usuario aplicar el plaguicida de acuerdo a las indicaciones de la etiqueta.

- **Indicaciones sobre reentrar.** Restricciones pueden aplicarse al tiempo que debe pasar antes que una persona entre al área tratada con el plaguicida.

- **Indicaciones de almacenamiento o desecho.** El almacenamiento inapropiado de algunos plaguicidas puede causar que éstos pierdan efectividad, o peor aún, que cause explosión o fuego. Indicaciones para un almacenamiento apropiado y desecho de plaguicida deben aparecer claramente detallados en la etiqueta.

- **Garantía.** Esta le informa a usted de sus derechos como comprador y limita la responsabilidad del fabricante.

- **Venta restringida.** Particular de ciertos plaguicidas y se refiere a restricciones normativas que establecen las autoridades de un país para la comercialización de ciertos productos.

La dosis.

Se refiere a la cantidad de producto por unidad de volumen, o de área, necesaria para que el producto cumpla su función y define una relación entre dos unidades de volumen, entre una de volumen y otra de peso o entre una de volumen y otra de área: centímetro cúbico del producto por galón o litro (cc/gl, cc/lt), mililitro por galón o litro (mm/gl, mm/lt.), litro del producto por hectárea (lt/ha), etc. Un centímetro cúbico es lo mismo que un mililitro.

Las dosis que vienen dadas para unidades de área, generalmente corresponden a aplicaciones agrícolas.

Para plagas domésticas se trabaja con centímetros cúbicos por galón de agua (cc/galón) y centímetros cúbicos por litro de agua (cc/litro), para productos líquidos. Para productos en polvo o gránulos, pastilla por galón, o alguna medida (gramo, kilo) por galón o litro de agua.

La formulación

Es la presentación del producto. La formulación es el resultado del proceso mediante el cual se combinan los componentes de un plaguicida, para hacerlo apto para su utilización y manejo. A través de la formulación, el ingrediente activo es combinado con aditivos que facilitan o estimulan su acción letal.

Un principio o ingrediente activo puede presentarse formulado de diferentes maneras, lo que en ocasiones permite elegir la formulación a emplear. dependiendo del objetivo buscado (seguridad, facilidad de manejo, equipo disponible, costos, etc.). Al momento de elegir qué formulación utilizar, debe primar la seguridad del usuario y el respeto por el ambiente.

Diferentes tipos de formulaciones:

1. Formulaciones Sólidas

a) Polvo mojable (WP)

Se mezcla con agua la cual actúa como dispersante. No se diluye; cuando se seca el agua, el polvo queda. Ideal para superficies porosas.

b) Polvo soluble (SS)

Se mezcla con agua en la cual se diluye y forma un sistema homogéneo.

c) Gránulos solubles (SG)

Se presenta en gránulos mayores que el polvo y se diluyen en agua comportándose igual que los polvos solubles.

d) Gránulos dispersables

Gránulos como los anteriores pero con comportamiento similar al del polvo mojable; al mezclarse con el agua el granulo se divide en partículas muy pequeñas, menores que el polvo.

e) Pastillas o tabletas (TB)

Son los mismos polvos pero presentados en tabletas o pastillas que al entrar en contacto con el agua se diluyen o dispersan.

f) Gránulos o polvos

El principio activo se asocia a un inerte sólido, y el producto se aplica espolvoreado.

2. Formulaciones liquidas. Soluciones

a) Concentrados Solubles

- **Acuosas**. Cuando el producto es para diluir en agua.
- **Oleosa**. Para diluirse en aceite pues el ingrediente activo no se diluye en agua sino en aceite.

b) Concentrados Emulsionables (EC)

Muchos principios activos no son solubles en agua pero pueden disolverse en otro tipo de solventes, a estos se les ha denominado *líquidos emulsionables*. Estos productos llevan como soporte un solvente y otras sustancias que mejoran sus propiedades, tales como agentes emulsificantes y coadyuvantes.

Los solventes no son solubles en agua y se mezclan con ella con dificultad; los emulsificantes, facilitan que puedan mezclarse de manera muy homogénea, formando emulsiones de aspecto lechoso. Necesitan les sea aplicada cierta agitación, para conservar la homogeneidad de la mezcla durante la aplicación.

c) Suspensiones concentradas (FS)

Este tipo de formulación se utiliza cuando el ingrediente activo es un sólido insoluble en agua y también insoluble en solventes orgánico. El mismo se muele muy finamente y se mezcla con un líquido, conjuntamente con emulsificantes y dispersantes, hasta formar una suspensión estable.

A veces el principio activo se disuelve en un solvente muy volátil (acetona, por ejemplo); luego, esta solución se impregna a una sustancia inerte.

d) Micro encapsulados

La micro encapsulación es una tecnología que se está aplicando a la formulación de plaguicidas. El principio activo, líquido o sólido, puede ser cubierto de un material sintético y suspendido en un medio líquido. Después de la aplicación, el principio activo es liberado gradualmente a medida que la cobertura que lo encapsula se va deteriorando.

3. Formulaciones gaseosas

a) Fumígenos (FU)

Son insecticidas que actúan como humo y se presentan en tabletas comprimidas, bombonas, latas, potes, etc, y en su generalidad corresponden a formulaciones de insecticidas naturales sintéticos de uso doméstico. El humo se consigue al encender el piloto del aparato de aplicación. El plaguicida alcanza un diámetro de gota que oscila entre 0.0001 y 1 micra.

b) Fumigantes

El principio activo es un gas y puede presentarse en formulaciones sólidas (pastillas, comprimidos, cartuchos o polvos), líquidos o como gases licuados. La liberación del gas puede deberse a las reacciones con la humedad (fosfamina), mediante reacciones químicas exotérmicas (gamexone), o mediante combustión (cartuchos fumígenos de azufre). Al final de la liberación del agente tóxico quedan los residuos y sustancias acompañantes que actuaron como soporte, catalizadores u oxidantes. Son muy peligrosos; es preferible no usarlos en aplicaciones domésticas.

La concentración

La concentración está indicada en la composición. Es decir, el porcentaje de ingrediente activo por unidad de medida. En este sentido, una cipermetrina al 5% es diferente a una al 10%. La cipermetrina al 10% contiene el doble de ingrediente activo que contiene la cipermetrina al 5%. La concentración condiciona la dosis de aplicación; una dosis de 1cc/litro de cipermetrina al 5% es igual a ½ cc/litro de cipermetrina al 10%. Esto es importante conocerlo porque además de evitarse el desperdicio del producto, los productos más concentrados son más baratos.

Dosis letal, DL50

La toxicidad es la capacidad de una sustancia para producir daño y se mide por la cantidad de miligramos necesarios por kilogramo de peso vivo de un animal, para matar el 50% de una población de dicho animal en experimentación y se representa como DL50. Cada plaguicida tiene su dosis letal propia y debe informar sobre el tipo de animal con que se determinó su valor. La dosis letal puede ser oral y dérmica, o sea, por ingestión o por contacto con la piel.

La resistencia

La multiplicidad de insecticidas en el mercado puede considerarse consecuencia de la capacidad que tienen los insectos de desarrollar resistencia a la acción letal de estos productos. Existen varios asertos que explican el fenómeno de la resistencia, siendo la más aceptada la propuesta por la FAO, la cual define la resistencia como la capacidad desarrollada por una población determinada de insectos, de no ser afectada por la aplicación de un insecticida.

Se define técnicamente, como la habilidad complementaria y hereditaria de un individuo o grupo de ellos, que los capacita para bloquear la acción tóxica de un insecticida y en consecuencia sobrevivir a la exposición de dosis, que para otros sería mortal.

Registro no.0007105-15, 2011. Sto. Dgo. Rep. Dom. acalfau@yahoo.es

Niveles de toxicidad de algunos insecticidas expresados en dosis
letal media oral para ratas y grupo a que pertenecen.

Insecticida	DL50 mg/kg	Grupo
Aldicarb (Temik)	0.5-1,5	carbamato
Carbofuran (Furadan)	11	"
Paratión	3-14	organofosforado
Azinfos metílico (Gusathión)	7-16	"
Endrín	7-17	órgano clorado
Endosulfan	18	"
Dicrotofos (Bidrín, Carbicrón)	15-45	organofosforado
Diclorvos (DDVP) (Vapona)	25-30	"
Metamidofos (Tamarón)	30	"
Aminocarb (Matacil)	30-50	carbamato
Demeton metílico (Metasystox)	50-75	organofosforado
DDT	87	órgano clorado
Lindano	76	''
BHC hexaclorobenceno	125 60	órgano clorado
Dimetoato	200-300	"
Carbaryl (Sevin)	850	carbamato
Aldrin	39	órgano clorado
Clordano	40	"
Malatión	7.5	organofosforado
Clorpirifos	89	organofosforado
Diazinon	76	"
Tetrametrina	>5,000	piretroide
Fenvalerato (Belmark)	450	"
Permetrina	>4,000	"
Resmetrina	2,000	"
Deltametrina	128	"
Lambda-cyhalothrin	10	"
Esfenvalerato (esfenvalerate)	75	"
Fenvalerato (fenvalerate)	451	"
Sumitrin (sumithrin)	>10,000	"
Abamectina (abamectin)	56	biologico
Nicotina	50-60	nicotinoide
Imidacloprid	500-1000	"
Acetamiprid	>217	"
Cipermetrina	>200	Piretroide
Acido bórico (boric acid)	>10,000	inorgánico
Bacillus thuringiensis	>50,000	biológico
Fipronil	97	?
Vydate	2.9	carbamato

Registro no.0007105-15, 2011. Sto. Dgo. Rep. Dom. acalfau@yahoo.es

El primer caso de insectos resistentes a la acción letal de un producto se registró en el año 1887, cuando se verificó que el *Aspidiotus perniciosus*, Comstock 1880 (escama de San José) había adquirido resistencia al sulfuro de calcio, el cual se usaba tradicionalmente para controlar dicho insecto. En 1982 se tenían detectados 428 casos de insectos resistentes, dentro y fuera del área de la agricultura. Para 1991, Georghiou y Lagunes Tejeda reportaron el último registro de casos de artrópodos resistente con 504 insectos.

Se han definido varios tipos de resistencia. La resistencia cruzada se considera cuando una población de insectos, sometida a presión de selección con un insecticida, adquiere resistencia a él y a otros insecticidas toxicológicamente relacionados y que no han sido aplicados.

Otro caso de resistencia es la cruzada negativa; cuando una población ya resistente a un insecticida, regresa a una susceptibilidad cercana a la original, como consecuencia de la aplicación de otro insecticida que es toxicologicamente diferente.

Por su parte, la resistencia múltiple se presenta en una población que ha adquirido resistencia a varios insecticidas, tanto a insecticidas a los cuales se haya expuesto como a los que no haya sido expuesto.

En la práctica del control de plagas, el fenómeno de la resistencia se vence "cambiando el veneno"; usando venenos diferentes en cada aplicación.

Los insecticidas

Estos productos bautizados como matadores de insectos, son efectivos también contra los ácaros. Del mismo modo pueden afectar especies de animales menores y al hombre, de la más variada manera, atendiendo a características particulares.

Registro no.0007105-15, 2011. Sto. Dgo. Rep. Dom. acalfau@yahoo.es

Modo de acción

El modo de acción de un insecticida puede definirse como la respuesta bioquímica y fisiológica de un organismo, asociada a la aplicación de dicho insecticida. Aunque el modo de acción de los plaguicidas está más o menos establecido, resulta ser que dichos productos pueden afectar organismos de diferentes maneras y según la dosis; en sentido general, la acción se verifica con el bloqueo de procesos metabólicos que termina matando el organismo o evitando su desarrollo. En términos de modos de acción, los insecticidas se clasifican en siete grupos: tóxicos físicos, venenos musculares, venenos nerviosos, inhibidores metabólicos, toxinas, venenos protoplásmicos y agentes alquilantes.

La forma como actúan, se verifica a nivel de los procesos bioquímicos de las células de los organismos vivos a los cuales están dirigidos. Para entender estos procesos objetivamente, habría que ser prácticamente un experto en química, biología, fisiología, etc; esto a pesar de que se acepta que la forma de acción de los plaguicidas no está establecida de manera absoluta. Lo que si es seguro, es que todos los venenos necesitan cierto tiempo para aniquilar sus víctimas y según la dosis, de forma que para todos hay una dosis mínima que mata más rápido, por encima de ella se perderá producto, por debajo, la acción es inefectiva o mas lenta y precursora de resistencias. Esto quiere decir, que cierto período de tiempo es necesario para verificarse la acción letal sobre el insecto la cual podría verificarse según el caso, cuestión de segundos, minutos, horas o días.

El organismo animal tolera el cianuro en pequeñas cantidades, las cuales se van acumulando, poco a poco en el hígado, órgano que pierde su función cuando la acumulación del veneno alcanza niveles insoportables, provocando la muerte del individuo. Las semillas de granadillo contienen cianuro, la yuca también. A quien le gusta la batida de granadillo con todo y semillas, debe saber que ingiere cianuro en pequeñas cantidades. Con la yuca es diferente, ya que como es cocida al calor, el cianuro, como la generalidad de los venenos, virus y bacterias, pierde su efecto letal ante la exposición al calor intenso.

1) Insecticidas Orgánicos Sintéticos

Son insecticidas fabricados por el hombre y que contienen átomos de carbono.

a) Insecticidas organoclorados. DDT

Estos insecticidas están constituidos por cloro, hidrógeno y carbono principalmente; algunos tienen azufre y oxígeno. Su acción es por contacto y sobre el sistema nervioso del insecto, causándole la muerte lentamente. Los síntomas sucesivos son: excitación, convulsión, parálisis y muerte. Tienen un alto poder residual.

El DDT y los demás órgano clorados (Drines, Endosulfan, Dimetoato, Lindano) efectúan su acción tóxica sobre los insectos, afectando el sistema nervioso central y periférico (neurotóxicos), mediante un complejo proceso que tiene que ver con las células nerviosas (neuronas), originando variación en la permeabilidad de sus membranas con respecto al sodio y el potasio, causando un desequilibrio tal de sus concentraciones que provoca disfunción en la transmisión de los mensajes neuronales.

El DDT es un polvo blancuzco. El hecho de que en muchos países desarrollados se haya prohibido el uso del DDT durante la primera mitad de la década de los 70, indica claramente la peligrosidad de esta sustancia, la cual se fundamenta en su alta persistencia en todos los ámbitos del ambiente, razón por la cual está distribuido por todo el mundo.

Registro no.0007105-15, 2011. Sto. Dgo. Rep. Dom. acalfau@yahoo.es

En la evaluación del DDT es importante no sólo su aguda toxicidad, sino fundamentalmente su propiedad de acumularse en los organismos, suelos y cuerpos de agua, con lo que genera efectos a un plazo imposible de determinar. Teniendo en cuenta que existen sustancias que lo sustituyen, el uso del DDT es ecológicamente inadmisible.

Intoxicación por órgano clorado

Los síntomas de la intoxicación por órgano clorado en humanos y animales de sangre caliente son variados; en el caso del DDT, existe un temblor como signo principal. En otros aparecen cefalea, alteración de la vista, sudoración, vértigo, malestar, náuseas y vómitos. Después, pueden presentarse convulsiones con pérdida de la conciencia, alternadas con depresión neurológica profunda. En el caso del Lindano aparecen náuseas, vómitos, ataxia, temblores, alteración del nivel de la conciencia, y convulsiones generalizadas, pudiendo llegar incluso al estatus epiléptico.

La principal causa de muerte es el fallo respiratorio por edema pulmonar, de origen probablemente neurogénico.

La intoxicación crónica por exposición profesional origina dermatitis de diferentes tipos, alteraciones digestivas y/o respiratorias, astenia, anemia aplásica ligada al lindano, otras discrasias sanguíneas y epilepsia. En animales de laboratorio, se ha demostrado que los órganoclorados atraviesan la barrera de la placenta; en mamíferos, los neonatos presentan al nacer, una carga inicial de plaguicidas de este tipo. En seres humanos, uno de los primeros efectos de la ingestión crónica de estos compuestos es su depósito y almacenamiento en el tejido adiposo (grasas). Esto se ha asociado a cánceres primarios del hígado, cirrosis, leucemia, enfermedades neurológicas y tumores cerebrales.

Registro no.0007105-15, 2011. Sto. Dgo. Rep. Dom. acalfau@yahoo.es

Antídoto

Este grupo de insecticidas no tiene un antídoto conocido. En el caso de intoxicación con algún órgano clorado, las medidas a tomarse son de soporte y manejo de los síntomas. Debe agenciarse la competencia de un facultativo médico. El paciente debe ser colocado en ambiente exento de ruidos. Se recomienda tratar con diazepam a dosis de 5-10 mg o fenobarbital a dosis de 100 mg, ante la manifestación de convulsiones. En caso de presentar insuficiencia en la respiración, proceder a intubación y ventilación mecánica; la deshidratación tratarla con líquidos. Se debe evitar el uso de medicamentos que contengan dopamina, por el peligro de desencadenar arritmias cardíacas.

Si la vía de entrada es cutánea, se procederá a realizar un lavado con agua abundante, durante varios minutos. Si la vía es digestiva y se está dentro de las primeras cuatro horas de la intoxicación, se debe realizar lavado gástrico y administración de carbón activado, seguido de un laxante. Las medidas de depuración renal y extrarrenal no son eficaces, al tratarse de compuestos solubles en lípidos y con escasa eliminación renal.

A pesar de todo lo expuesto, lo más importante que debe considerarse sobre los órgano clorados es que nunca deben usarse. Rechácelos, húyale hasta a su olor, a su envase, aunque esté herméticamente cerrado.

b) Los insecticidas órgano fosforados

El desarrollo de estos insecticidas data de la Segunda Guerra Mundial, cuando los técnicos alemanes, encargados del estudio de materiales que podrían ser empleados en la guerra química, descubrieron y sintetizaron compuestos orgánicos del fósforo.

El desarrollo de los insecticidas fosforados se atribuye a Gerhard Schrader, a comienzos de la década de 1930, quien

Registro no.0007105-15, 2011. Sto. Dgo. Rep. Dom. acalfau@yahoo.es

investigaba los órgano fosforados para ser usados en guerra química, entre estos la *sarina* o sarín, el *somán* y el *tabún.* La sarina, por ejemplo, tiene una toxicidad oral aguda de aproximadamente 0,01 mg/kg.

Los insecticidas órgano fosforados son inhibidores enzimáticos; manifiestan su acción tóxica, bloqueando la acción de una importante enzima del sistema nervioso: la colinesterasa. A pesar de ser solubles en agua y no acumularse por largo tiempo en el organismo animal, son a corto plazo, más tóxicos en los mamíferos que el DDT y los clorados, ya que su acción sobre los animales, es similar a como actúa en los insectos: disminuyen el nivel de la colinesterasa, bloqueando los procesos de la trasmisión nerviosa. Su permanencia en el organismo animal va desde tres horas hasta dos días, tiempo durante el cual, disminuye el nivel de la colinesterasa, causando trastornos variados. Son eliminados en la orina, después de ser metabolizados por el hígado.

Intoxicación por órgano fosforado

Los síntomas de intoxicación por órgano fosforado son usualmente náusea, cefalea, fatiga, vértigo, parpadeo excesivo, visión borrosa, muchas veces descrita "como un velo sobre los ojos" y constricción pupilar. Dependiendo de la severidad de la intoxicación, estos síntomas pueden agravarse con vómito, dolor abdominal, diarrea, sudoración y sialorrea. El deterioro progresivo, se caracteriza por espasmos musculares que usualmente se inician en la lengua y los párpados, degenerando a crisis convulsivas y finalmente parálisis. También hay bronco constricción e hipersecreción bronquial y en la etapa final se observa parálisis, convulsiones, depresión respiratoria y coma. En la intoxicación fatal por organofosforados, la causa inmediata de muerte es generalmente la asfixia, como resultado de depresión respiratoria.

Registro no.0007105-15, 2011. Sto. Dgo. Rep. Dom. acalfau@yahoo.es

La exposición prolongada puede producir fatiga crónica, cefalea, disminución en la líbido, intolerancia al alcohol y nicotina e impresión de envejecimiento precoz, o presencia de síncope, defecto de memoria y demencia, daños que pueden persistir hasta por 10 años. Además, debilidad muscular, afección de músculos de la respiración y flexores cervicales y alto riesgo de muerte por problemas respiratorios.

En caso de intoxicación por organofosforados, coloque el paciente en lugar ventilado, proporcione ventilación artificial si es necesario (boca a boca, boca-nariz, boca-nariz-boca o mediante mascarilla o bolsa de respiración) y suministre una cantidad apropiada de oxígeno (6-12 litros por min.).

En caso de que la contaminación haya sido por exposición cutánea, retire todo posible material contaminado, incluyendo la ropa del paciente y descontamine la piel y mucosas, lavando con abundantes cantidades de agua y jabón En caso de ingestión, efectúe lavado gástrico con solución salina. Si el producto hace contacto con los ojos, lavar con agua abundante.

Antídoto

Los organofosforados tienen antídoto: *sulfato de atropina*. Aplique dosis de 1 mg subcutáneo para casos leves; para casos moderados, 1 mg intravenoso cada 20-30 min hasta la desaparición de los síntomas y/o aparición de datos sugestivos de atropinización (midriasis, enrojecimiento facial, diaforesis y taquicardia) y en casos severos, 5 mg. cada 20-30 min.

Plaguicidas organofosforados en el mercado

Una amplia variedad de insecticidas órgano fosforados están disponibles en el mercado:

- De amplio espectro de actividad: paratión metílico, fentión, diazinón.

- Sistémicos para vegetales: demetón, disulfotón, dimetoato.
- Sistémico para animales: triclorfón, crufomato, famfur, coumafos.
- De corta vida residual: mevinfós, TEPP, naled.
- De acción residual: azinfós metílico.
- Contra larvas acuáticas: temefós.
- De uso doméstico: malatión, diazinón.
- En granos almacenados: malatión, diazinón, clorpirifós.
- De uso en el suelo: difonato, forato, diazinón.
- Fumigantes: TEPP, diclorvos.
- Salud pública: malatión, fentión.
- Nematicidas: tionacín, fenamifós.
- Para fines médicos: paraoxón, DFP, armine.

Todos los insecticidas organofosforados han sido proscritos en EU y la Unión Europea, sin embargo una amplia gama de ellos se comercializan en países donde no se respeta la vida. Debe tenerse en cuenta que las aplicaciones de los insecticidas órgano fosforados afectan a los niños particularmente.

A continuación repasamos particularidades de insecticidas representativos del grupo de los organofosforados: Malatión, Diclorvos y Clorpirifos.

El Malatión

El malatión es un órgano fosforado conocido ampliamente, el cual ha sido usado frecuentemente en campañas de salud pública; todavía se sigue fabricando, comercializando y utilizando, a pesar de ser particularmente nocivo para la salud humana. Su particularidad estriba en que no es un insecticida puro; es un "complejo" que incluye, además del malatión propiamente dicho, impurezas como los trimetil fosfatos, el malandar e incluso ingredientes "inertes" de alto riesgo. Además de "complejo", es por lo tanto "variable", y de variación poco predecible. En muchos casos, los derivados de su propia molécula, son varias decenas de veces más tóxicos que el Malatión puro. Lamentablemente, las etiquetas de las formulaciones comerciales se refieren, por lo general, al Malatión y no al "complejo" Malatión.

El DDVP o Diclorvos (2,2-Diclorovinil dimetil fosfato)

Fosforado comercializado en diversos países bajo los nombres: *Apavap, Benfos, Cekusan, Cypona, Derriban, Derribante Devikol, Diclorvos, Didivane, Doom, Duo-Kill, Duravos, Marvex, Nogos, No-Pest, Nuvan, Prentox, Vaponite, Vapona, Verdican, Verdipor, Verdisol*, etc. Este es el principio activo de "*Shelltox con Vapona no perdona*".

Este insecticida es bien particular, además de sumamente tóxico. A concentración de 1cc por litro, es usado para baños de animales en veterinaria, contra garrapatas y otros insectos de la piel. Sin embargo, a concentraciones por encima de 10cc por litro, este producto hace fase gaseosa, o sea, la mezcla diluida, pasa de líquido a gas, emitiendo gases tóxicos capaces de malograr a cualquier ser humano o animal. Se usa para tratar almacenes o sitios cerrados. Evite su uso.

El clorpirifos

Este es el último de los insecticidas organo fosforados de uso permitido por la EPA (Environmental Protection Agency) de EU; muy efectivo contra insectos en general, especialmente en tratamientos contra termitas y de protección de maderas.

Ya Estados Unidos lo prohibió para aplicaciones domésticas en su territorio, al comprobarse que es sumamente nocivo para el organismo humano, especialmente para los niños.

Registro no.0007105-15, 2011. Sto. Dgo. Rep. Dom. acalfau@yahoo.es

c) Insecticidas carbamatos

Los insecticidas carbamatos son ésteres del ácido carbámico, relacionados con grupos de alcoholes cuaternarios o amonios ternarios. Sus características principales son su alta toxicidad y su baja estabilidad química. Los carbamatos son compuestos biodegradables mediante la exposición a los rayos solares, no son bioacumulables y son liposolubles. Su acción letal la efectúan igual que los órganofosforados, inhibiendo la acción de la colinesterasa.

Los hay de mediana y baja toxicidad como el *Metomil* (*Landrin*), el *Propoxur* (*Baygon*), y el *Carbaryl* (*Sevin*). El *Aldicarb* (*Temik*) y el *Carbofurán* (*Furadán*), carbamatos contra insectos de suelo, son por su parte, sumamente peligrosos para el hombre y animales de sangre caliente. Los carbamatos, a pesar de seguirse vendiendo, transitan la misma ruta de prohibición que los organofosforados. No recomendados para uso doméstico.

Aldicarb

El carbamato Aldicarb es el plaguicida más tóxico del mercado. Comercializado bajo el nombre de Temik, es un potente insecticida granulado de suelo. Su toxicidad la define su DL50, de 0.5 a 1.5 mg/Kg (promedio 1mg/Kg); esto quiere decir que 1 miligramo de Aldicarb puede matar un ratón de un kilo de peso o sea de 2.2 libras. Diez miligramos bastarían para matar un niño de 22 libras y cien miligramos (0.1 gramo) podría matar un hombre de 220 libras

Este producto se usa como raticida, mezclándolo con comida; popularmente ha sido bautizado con el mote de "tres pasitos", por lo rápido que acaba con el roedor.

Registro no.0007105-15, 2011. Sto. Dgo. Rep. Dom. acalfau@yahoo.es

Intoxicación por carbamatos

Los síntomas de la intoxicación por carbamatos, son similares a los de la intoxicación por organofosforados: parpadeo excesivo, nausea, cefalea, fatiga, vértigo, visión borrosa, muchas veces descrita "como un velo sobre los ojos" y constricción pupilar. El tratamiento de la intoxicación por carbamatos incluye monitorización de signos vitales, lavado gástrico y mantenimiento de aireación permeable, con intubación y ventilación mecánica, si ello fuera necesario.

Antídoto

La Atropina es el antídoto ideal para esta intoxicación. En adultos, la dosis es de 0,4 a 2.0 mg i.v. repetidos cada 15-30 min, hasta que aparezcan los signos de atropinización. La mayoría de los pacientes precisan dosis de atropina durante las 6-12 primeras horas. Los pacientes críticos deben ser bien oxigenados, además de recibir atropina. La dosis en niños es de 0,05 mg/kg inicialmente, repitiendo la dosis, en caso necesario, con los mismos intervalos que en adultos.

d) Insecticida Fipronil

El fipronil pertenece a la clase de plaguicidas denominada fenil pirazola; se trata, principalmente, de productos químicos con efecto herbicida. El fipronil, sin embargo, actúa como insecticida; su acción se realiza por contacto y a través del estómago.

En pequeñas cantidades es soluble en agua; es estable a temperatura normal durante un año, pero no es estable en presencia de iones metálicos. Con la luz solar se degrada y produce diversos metabolitos, uno de los cuales (fipronil-desulfinil [MB 46513]) es más tóxico que el compuesto original y además extremadamente estable.

Aunque es efectivo contra diversas plagas, existe preocupación acerca de sus efectos en el ambiente y la salud humana.

Se ha podido determinar que la vida media del fipronil es de 3-7 meses en vegetación tratada, dependiendo del substrato y del hábitat en el cual se aplique.

El fipronil ha sido clasificado como carcinógeno del Grupo C (Posible humano), sobre la base de un aumento en los tumores de la célula folicular tiroidea en ratas de ambos sexos.

Su introducción en el mercado es relativamente joven, su venta ha sido promocionada activamente en muchos países industrializados y en vías de desarrollo y su utilización a nivel mundial está aumentando. Se utiliza en el control de ectoparásitos de animales domésticos incluso por administración oral. También, se usa como base de cebos contra cucarachas domésticas.

Intoxicación con fipronil

Los síntomas de la intoxicación con fipronil pueden ser similares para los casos de inhalación, contacto dérmico o ingestión oral.

El afectado puede manifestar, falta de aliento, temblor involuntario, convulsiones, excitación e irritabilidad. Suele empeorar los problemas del tracto respiratorios y de la piel.

No tiene antídoto y el tratamiento es sintomático. Se puede inducir el vómito en pacientes conscientes, mediante la introducción de los dedos en la garganta.

Para sobredosis, se puede utilizar diazepán o fenobarbital contra los estados convulsivos.

e)   Insecticidas mercuriales. El calomel.

El calomel o calomelanos es una sal del mercurio, cloruro de mercurio, cuya presentación es en polvo de color blanco y cuyo uso se remonta al siglo XVI cuando era utilizado en medicina como laxante así como para tratar síntomas relacionados a cualquier problema del hígado y en tratamientos contra la sífilis.

Sin embargo, en ciertas condiciones, el cloruro mercurioso puede reaccionar dentro del organismo potenciando su capacidad de acción letal. Ya mencionábamos en la página 16 que era utilizado antiguamente, asociado al arsénico, por expertos envenenadores.

En agricultura se utiliza como fungicida e insecticida y en dermatología contra ectoparásitos y afecciones de la piel y espinillas.

Para entender el peligro del uso doméstico de este producto se deben analizar las características particulares de su componente principal, el mercurio (Hg).

El mercurio o azogue es el único metal líquido a temperatura del ambiente. Los alquimistas antiguos consideraban que a partir de él podían producirse todos los demás metales; su color es plateado y su peso atómico 80 lo define como metal pesado. A pesar de que ha sido usado por cientos de años, ahora es cuando han aflorado los peligros para la salud y el ambiente que puede provocar su utilización.

Posee las mismas características de los contaminantes orgánicos persistentes con la particularidad de que produce emanaciones que transportan su constitución y que penetran al organismo animal por inhalación o contacto. Al contacto con el organismo animal, el mercurio mineral reacciona a mercurio orgánico y se queda formando parte integral del organismo, además, aumenta su concentración inicial, provocando con el tiempo daños en el sistema nervioso y en el funcionamiento de los órganos del cuerpo.

Intoxicación por mercurio

La intoxicación por mercurio se conoce como *Hidrargirismo*, término derivado de la palabra griega *hidrargyros*, *hydros* agua y *argyros plata,* con el que se nombraba al mercurio antiguamente (hidrargirio) y del cual procede su símbolo *Hg.*

Los síntomas de esta intoxicación están definidos y se les ha concedido el nombre de *enfermedad de Minamata.*

Minamata es un puerto pesquero japonés donde en 1956 se detectó una rara enfermedad que producía alteraciones en el sistema neurólogico de personas, animales y aves marinas. Con el tiempo se aceptó que dicho mal era causado por contaminación de metil mercurio, sub producto de una petróquimica que vertía sus desechos en las aguas del entorno marino de Minamata. La concentración del mercurio en esas aguas presentaba índices considerados tolerables, sin embargo, en el organismo del pescado que las habitaban y que consumían personas, mascotas y aves, este valor era hasta 50 veces mayor; esto demostró la capacidad del mercurio de reaccionar con el organismo y multiplicar su concentración. Al 1965 se habían contabilizado 111 muertes y más de 400 casos de daños neurológicos; en 1996 se convino la indemnización a los afectados. Este caso representó el primer ejemplo del nexo causal de una enfermedad por el consumo de alimentos contaminados.

La contaminación por mercurio produce dificultad en el movimiento, dificultad sensorial en manos y pies, alteración de la vista y el oído y debilidad general. El daño cerebral crónico que produce, difícilmente se revierte. Sobre dosis de mercurio pueden producir sangrado profuso y pérdida de líquidos, insuficiencia renal y muerte.

No hay antídoto para este envenenamiento; la base del tratamiento debe estar orientado a limpiar la sangre del afectado, a extraer el mercurio de la sangre, acción que se logra por medio del proceso conocido como *quelación,* el cual consiste en promover, la formación de sales de mercurio solubles, a nivel sanguíneo, que puedan ser eliminadas por la orina.

Registro no.0007105-15, 2011. Sto. Dgo. Rep. Dom. acalfau@yahoo.es

f) Insecticidas naturales sintéticos

Moldeados sintéticamente a partir de productos naturales con cualidades insecticidas. Su utilización es justificada por sus muy particulares características.

Piretroides

Estos insecticidas son producidos a partir de la estructura de los piretros naturales que producen las flores del crisantemo (*Crisantemun* cinerariaefolium), también llamado piretro o pelitre de Dalmacia, la cual es una planta de la familia de las asteráceas, nativa de Dalmacia; es parecida a una margarita, con vistosas flores blancas, rojas o rosadas.

El accionar del piretroide contra los insectos, se caracteriza por su efecto "knock down", o sea, causan un efecto mortal rápido, certero durante la aplicación, de ahí en adelante su capacidad letal disminuye rápidamente desintegrándose.

El piretroide, aunque ejerce su función letal de la misma forma que los clorados, no se acumula en el organismo del animal de sangre caliente, por lo que el peligro de intoxicación por piretroides es mucho menor, diferente al peligro que representa para el organismo animal, la acumulación de los órgano clorados o el paso de los fosforados y los carbamatos. Se caracterizan por su rápida acción letal sobre el insecto y su poco efecto residual.

Los piretroides más comunes están entre otros, *deltametrina, permetrina, cipermetrina, lamda cialotrin, sifutrina*, etc. Hay que tener en cuenta, que sucede con ellos lo mismo que con todos los insecticidas del mercado, múltiples nombres comerciales corresponden al mismo principio activo.

Registro no.0007105-15, 2011. Sto. Dgo. Rep. Dom. acalfau@yahoo.es

Intoxicación por piretroides

En animales de experimentación, los piretroides a elevadas concentraciones producen ataxia, pérdida de coordinación, hiperexcitación, convulsiones y parálisis. Predominan unos u otros fenómenos según el tipo de molécula. En humanos es raro que se alcance la dosis tóxica. Algunos han producido parestesias, náuseas, vómitos, convulsiones, coma y edema de pulmón.

Se han descrito alteraciones cutáneas en los trabajadores, no obstante, su seguridad es alta en la exposición profesional. Pueden producir reacciones alérgicas y dermatitis por contacto. En aplicaciones domésticas, el uso de piretroides no ofrece mayor peligro para la salud humana y animal. No tienen antídoto y las medidas contra una posible intoxicación, son similares a las medidas de intoxicación por órgano clorado. La intoxicación por piretroides es poco común, pues son metabolizados rápidamente por el organismo humano y expelidos a través de la orina. Cuando son inhalados, el organismo los rechaza mediante estornudos, mocos o lagrimeo. La dosis letal de estos productos es elevada. (Ver cuadro pag. 55).

Nicotinoides

Los nicotinoides son un nuevo grupo de insecticidas, modelados a partir de la nicotina natural. Presentan características sistémicas, de penetración por las hojas y las raíces hacia el torrente circulatorio de las plantas y una notable acción por contacto (*Imidacloprid, acetamiprid* y *Tiametoxan*). Anteriormente se les denominaba *nitroguanidinas, neonicotinilos, neonicotinoides, cloronicotinas*, y más recientemente *cloronicotinilos*.

Los insecticidas *nicotinoides,* actuan de manera diferente a la de los insecticidas tradicionales, la cual consiste, en el bloqueo de la sinapsis nerviosa al unirse al receptor colinérgico de acetilcolina (Huang et al, 1999; Maienfisch et al., 2001). La intoxicación por nicotinoides es también poco común y el tratamiento es sintomático.

Los síntomas son: disminución de la capacidad respiratoria, fatiga, contracción y debilidad muscular y calambres. Si la contaminación es cutánea, lavar con agua abundante; si es por inhalación, colocar al paciente en ambiente fresco y aireado; si es por ingestión, seguir las instrucciones para intoxicación por clorados.

g) Insecticidas naturales: Nim y limoneno.
La azadiractina. Árbol del Nim (Neem)

Este insecticida natural es producido por el árbol del Nim (*Azadirachta indica*); actúa como inhibidor de los procesos metabólicos de los insectos y es totalmente inofensivo para el ser humano y animales de sangre caliente.

El componente del Nim, la azadiractina, actúa tanto por ingestión como por contacto y gracias a su efecto translaminar y sistémico, produce la muerte del insecto, bloqueando el proceso alimenticio, inhibiendo la reproducción y causando esterilidad; la muerte se verifica entre los 4 y 6 días. La azadiractina también se comporta como un potente regulador del crecimiento, al inhibir la ecdisona (hormona de la muda del insecto), perjudicando los estados inmaduros (larva, ninfa y pupa), lo que bloquea el ciclo de mudas, provocando su muerte. El efecto de este insecticida natural sobre los insectos es, en pocas palabras, bloqueador de los procesos metabólicos; el insecto no crece, no come, no se reproduce, no digiere, no se mueve, muere por obligación.

En 1959, el profesor alemán Heinrich Schmutterer, observando un paisaje pelado por un ataque de un enjambre de langostas, notó unos árboles en pleno verde, eran árboles de Neem. Esta experiencia, fue para occidente, el comienzo de la investigación científica, sobre el árbol de Neem como plaguicida.

Registro no.0007105-15, 2011. Sto. Dgo. Rep. Dom. acalfau@yahoo.es

El árbol del Nim ha sido considerado por miles de años, como un árbol sagrado por culturas orientales. Además, su uso es tradicional con fines médicos, principalmente la infusión de sus hojas, contra parásitos y problemas estomacales; también como desinfectante y antibacteriano. Igualmente, las hojas machacadas con un poco de agua, son un excelente remedio para los hongos de los pies y de la piel humana. A su madera no le afecta el comején ni la carcoma.

La acción insecticida del árbol del neem se puede aprovechar de diferentes maneras. La quema de sus hojas secas afecta los insectos, incluido el mosquito, al cual esteriliza. El té de las hojas, es un excelente repelente para untarse en la piel y además resulta efectivo contra ectoparásitos como los piojos y ácaros.

Con las semillas, se puede preparar un insecticida muy efectivo contra insectos en general: las semillas se despulpan y se dejan secar, se muelen o machacan (puede hacerse en un pilón) y se ponen en agua a razón de 20 gramos de semilla en un litro de agua. Se deja la mezcla en reposo, para al día siguiente utilizarla después de colarla. Asimismo, se puede preparar insecticida con un puñado de hojas frescas, batirlas en una licuadora con agua, se deja unas horas en reposo y se cuela. El insecticida del árbol del neem, es efectivo contra mosquitos, moscas y plagas agrícolas y de jardín como la mosquita blanca (*Bemisia tabaci*); también controla ácaros; en Cuba se comercializa un preparado para el control de la sarna en perros, cerdos, conejos, gatos, etc. El Nim no afecta las arañas, las mariposas y los insectos tales como las abejas, que ayudan a la polinización, las mariquitas que comen pulgones y las avispas que actúan como depredadores de insectos indeseables.

Para evitar las plagas que afectan granos almacenados y harina, introducir hojas del Nim dentro del producto.

Registro no.0007105-15, 2011. Sto. Dgo. Rep. Dom. acalfau@yahoo.es

El limoneno

El limoneno es un insecticida natural que se extrae de la cáscara de los cítricos, especialmente del limón (*Citrus limonium*).

El uso de este insecticida está tomando auge en la producción de invernaderos, tanto para consumo, como para ornamentales; es utilizado para repeler o matar hormigas, pulgones, cochinillas, cucarachas, moscas, ácaros y avispas; no es tóxico para los seres humanos y animales domésticos, ni perjudicial para el medio ambiente, por lo que se puede usar en el ámbito doméstico sin ningún riesgo.

h) Insecticidas biológicos

Estos insecticidas actúan causando una enfermedad al insecto al que van dirigidos; son insecticidas de variada composición: pueden estar compuestos por esporas, de alguna bacteria causante de una determinada enfermedad, en un determinado insecto; pueden ser, algún compuesto de toxinas que afecta a ciertos insectos, etc. Son insecticidas ideales, ya que solo atacan especies específicas, por lo que no causan daños al hombre, animales o especies a las que no van dirigidos. Los microorganismos comunes en el control biológico de insectos pueden ser: bacterias, hongos y virus. Entre los géneros de bacterias más conocidos, el *Bacillus thuringiensis* (*B.th*) es uno de los más importantes en el control de larvas de mosquito; y las *avermectinas*, derivados de la bacteria *Streptomices avermetilis*, las cuales se usan como insecticidas sistémicos.

El *Bacillus thuringiensis* (Bt), es un bacilo flagelado, esporulado y gram positivo, que durante la esporulación produce un cristal de proteína tóxico para los insectos conocido también como *delta endotoxina*.
.

Registro no.0007105-15, 2011. Sto. Dgo. Rep. Dom. acalfau@yahoo.es

Entre los hongos, los géneros *Beauveria, Metarhizium y Paecilomyces* tienen un amplio mercado por su especificidad y efectividad.

Los virus del tpo *baculovirus*, son una alternativa de control cuando bacterias u hongos no son efectivos.

La aplicación de los insecticidas

La aplicación de un insecticida está condicionada por su formulación: sea sólido (polvo, gránulo), líquido o gaseoso. Toda aplicación de un plaguicida genera una relación con el hombre, sea con el aplicador, sea con el vendedor, fabricante, vecino, etc. Ese contacto que se verifica entre el hombre y el plaguicida, debe regirse por una serie de precauciones, tendentes a minimizar los efectos nocivos del producto, sobre la salud humana y el ambiente.

Es preciso mencionar que los insecticidas sintéticos, afectan a los insectos en general, a unos más y a otros menos; la especificidad de la acción de un insecticida es sumamente relativa. En otras palabras, esto quiere decir que cuando se aplica insecticida contra mosquitos, por ejemplo, muchas otras especies correrán su misma suerte.

El efecto colateral

En medicina, el efecto colateral de un fármaco se define, como toda reacción o consecuencia provocada por una medicación o tratamiento. Para el caso de los insecticidas, el efecto colateral podría definirse como la reacción o consecuencia, provocada por la manipulación o el uso de un plaguicida.

Hay un efecto letal, ajeno al objetivo por cual se fabricó el plaguicida; nos referimos al *"daño colateral"* que puede causar la aplicación de un insecticida, y del que son susceptibles el hombre y la fauna en general, afectando a unos y otros de diferentes maneras.

Registro no.0007105-15, 2011. Sto. Dgo. Rep. Dom. acalfau@yahoo.es

La mayoría de los insecticidas son nocivos para las abejas y demás insectos beneficiosos. Las abejas representan un mecanismo importante en la producción agrícola, ya que actúan como precursoras de la polinización, lo que asegura mejores niveles de producción. Si al aplicar un insecticida a cualquier cultivo, se eliminan las abejas que lo circundan, no solo baja la producción de miel, sino que el cultivo producirá menos frutos debido a la ausencia del papel polinizador de las abejas.

Otro tipo de este daño, sería la influencia nociva que puede ejercer el producto sobre la salud humana y animal.

El efecto residual

Este concepto se refiere, al tiempo que un plaguicida conserva su capacidad letal. El efecto residual puede ser un arma de doble filo, porque mientras más permanezca el producto activo, actuando contra la plaga para la que fue aplicado, más daños colaterales produce: en pocas palabras, mas daño provoca al hombre, sus mascotas y las especies beneficiosas. El efecto residual era considerado beneficioso en el exterminio de las plagas, hasta que se comprobaron los males que acarreaba contra la salud humana y el ambiente.

En la actualidad, los insecticidas de origen natural, tienen muy poco poder residual, si acaso horas. Su gran ventaja: el daño a la salud y el ambiente son mínimos.

Métodos de aplicación de plaguicidas

a) Espolvoreo (polvos)

Los productos en polvo, para ser aplicados, ameritan de un aparato o máquina para su aplicación, cuyo proceso básico de acción resulta de la producción de una corriente de aire, la cual arrastra el producto desde algún tipo de depósito y lo dispersa. Esta aplicación es prácticamente de uso agrícola y constituye el método de aplicación del DDT; se puede hacer con aparatos manuales, motorizados y desde aviones y helicópteros.

b) Voleo (gránulos)

El voleo se practica con productos formulados en gránulos. Los productos que vienen en gránulos se usan para plagas de suelo (hormigas, gusanos, nematodos). El voleo es básicamente manual y es un método de uso muy generalizado en la fertilización. Hay maquinas (abonadoras) que aseguran un voleo homogéneo, eficiente; no obstante, un "voleador" experimentado puede hacer mejor trabajo que un inexperto con una abonadora.

c) Aspersión, pulverización, nebulización (líquidos)

En sentido general, la aplicación de un plaguicida líquido se define por el diámetro de la gota generada por el equipo aplicador. Según el diámetro, las aplicaciones pueden ser de alto, de bajo o de ultra bajo volumen.

Aplicaciones de alto volumen

a) Pulverizaciones finas.

Diámetro de la gota, 100 a 250 micras.

b) Pulverizaciones gruesas.

Diámetro de la gota, 400 micras. Este es el tipo de gota que produce un aspersor o atomizador de mano similar a los de ciertos almidones, líquidos para limpieza de ventanas o productos de jardinería; recomendable para aplicaciones de insecticida en la casa, contra las cucarachas, moscas, mosquitos, hormigas, etc.

Registro no.0007105-15, 2011. Sto. Dgo. Rep. Dom. acalfau@yahoo.es

Aplicaciones bajo volumen

a) **Nebulización bajo volumen.** Diámetro de la gota, 60 a 90 micras.

b) **Nebulización ultra bajo volumen.** Diámetro de la gota, menor de 50 micras.

Fumigaciones

El concepto fumigación se refiere a la aplicación de un plaguicida gaseoso. La utilización de este término se ha generalizado erróneamente para referirse a cualquier aplicación de plaguicida, hasta las yerbas se "fumigan". Los productos gaseosos son eficientes en el tratamiento de mercancías que han de exponerse en un momento determinado a una inspección sanitaria (furgones, bodegas de barco, cargamento de maderas, granos o cereales) y la cual conlleva la expedición de un certificado sanitario; son muy utilizados en el control de termitas y de plagas de suelo. La manipulación de este tipo de plaguicida es sumamente riesgosa y contaminante. Su uso viene siendo prohibido alrededor del planeta. Lo más recomendable es abstenerse de utilizar este tipo de productos.

Precauciones en la manipulación del plaguicida

La manipulación o la aplicación de cualquier plaguicida debe acompañarse de una serie de medidas precautorias que eviten cualquier posible efecto nocivo sobre el hombre y sus alrededores.

Con sinceridad objetiva y sin querer desestimular la toma de precauciones, ha de considerarse que la utilización de unos productos puede resultar más peligrosa que el uso de otros. Es necesario repetirlo, evite el uso de todo producto que no sea de origen natural o biológico. Todos lo demás, clorados, fosforados, carbamatos, mercuriales, arsenicales, entre otros, ameritan de medidas precautorias extremas y su uso ha sido prohibido en países desarrollados, por los daños que causan.

A continuación, algunas consideraciones generales extremas:

- Es conveniente colocarse guantes de goma antes de abrir un envase de cualquier tipo en los cuales se presentan los plaguicidas. En caso de no usar los guantes, tratar de que el producto no haga contacto con la piel, ojos o boca. Esta manipulación debe hacerse preferiblemente cerca de una fuente de agua para poder lavar cualquier derrame o contacto accidental. Para plaguicidas granulados, usar guantes al aplicarlos o en su defecto, envolverse la mano en una funda plástica algo gruesa.
- No comer, beber o fumar durante la relación con el plaguicida y su aplicación.
- Usar una mascarilla es conveniente al abrir el producto puro y al aplicar la preparación, para evitar respirar el olor o especie de vapor que emanan estos productos.
- Evite los lugares donde se sienta el olor del plaguicida, aléjese, espere que se disipe y no vuelva hasta que pase el olor. Los niños son particularmente susceptibles a los plaguicidas no naturales. Es importante saber que mientras más tóxico y peligroso es el producto, más desagradable es su olor (expresamente para que se sepa su presencia) y generalmente es más barato.
- A la hora de hacer la mezcla del producto líquido puro con agua, hacerse de una medida relativa con la cantidad a medir. Para cantidades pequeñas se puede utilizar una jeringuilla.
- Para aplicaciones mediante pulverizaciones, la vestimenta dependerá de la magnitud de la aplicación y del tipo de plaguicida. Para el peor de los casos, vestir bata de manga larga u overol, gorra, y botas de goma. Quitárselo todo después de terminar la aplicación.

Registro no.0007105-15, 2011. Sto. Dgo. Rep. Dom. acalfau@yahoo.es

- Las aplicaciones al aire libre, hacerlas de espalda al viento. Las de interior si no son localizadas, entonces hacerlas de arriba hacia abajo o de atrás hacia delante.
- Los plaguicidas deben guardarse en un lugar especial y retirado de cualquier tipo de alimentos, niños y animales.
- El equipo de aplicación debe lavarse con agua abundante al finalizar su uso.

Como regla general, si olemos el producto aplicado, estamos bajo los influjos de sus efectos. Mientras existan en el mercado la cantidad y variedad de plaguicidas prohibidos en los países a que pertenecen quienes los fabrican, es muy importante el ciudadano común conozca, los riesgos a los que se enfrenta cuando tenga necesidad de utilizar o relacionarse con un plaguicida.

Nota final.

Para el caso específico de las aplicaciones domésticas de algún plaguicida (insecticida), es decir, cuando las aplicaciones se hagan en los alrededores del hombre y sus animales, debe tenerse como norma general que el producto sea de origen natural: piretroides y nicotinoides u otras opciones naturales, como el neem, el limoneno y los biológicos.

Algunos equipos utilizados en la aplicación de plaguicidas

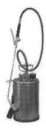 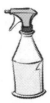

Aspersores manuales

Registro no.0007105-15, 2011. Sto. Dgo. Rep. Dom. acalfau@yahoo.es

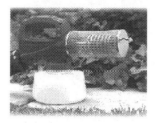
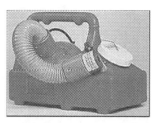

Nebulizador a gas propano   Nebulizador eléctrico

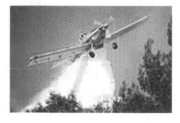
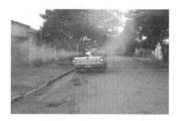

Nebulización Aérea   Nebulización urbana

Registro no.0007105-15, 2011. Sto. Dgo. Rep. Dom. acalfau@yahoo.es

Capítulo 3

La clasificación de los seres vivos

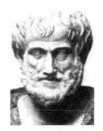El primer intento científico conocido de tipificación de los organismos vivos corresponde al año 350 A.C, cuando el filósofo Aristóteles (384-322 A.C.) dividió los seres vivos en dos grupos: reino animal y reino vegetal. En este mismo sentido, estableció el primer sistema de clasificación de los animales, separándolos en animales con sangre y animales sin sangre (coincidiendo con los actuales vertebrados e invertebrados).

Dividía las plantas según su forma, período de vida y hábitat. El razonamiento que usaba para determinar la agrupación de las especies, atendía a las similitudes en la forma de vida de los individuos. Puede afirmarse que Aristóteles fue el precursor de la clasificación de los seres vivos.

En otros ensayos de clasificación en la historia, se utilizaron criterios poco científicos. Dioscórides (40–90 D.C.) clasificó a las plantas de acuerdo a su utilidad en alimenticias, venenosas y medicinales; a los animales en salvajes o domésticos y en acuáticos o terrestres. San Agustín (354 – 430 D.C.) en el Siglo IV realizó una clasificación de los organismos y los separó en útiles, peligrosos y superfluos. Botánicos de la Edad Media, por su parte, clasificaban las plantas en función de si producían frutas, vegetales, fibras o madera.

En el 1753, Carl Von Linneo, conocido como Linneo, revoluciona el tema con la publicación de su obra *Spicies Plantarum,* en la que describe las especies vegetales agrupándolas, atendiendo a similitudes morfológicas de los órganos sexuales.

Registro no.0007105-15, 2011. Sto. Dgo. Rep. Dom. acalfau@yahoo.es

Mas adelante, en 1758, Linneo describe un nuevo método para la clasificación e identificación de los animales en otro libro, *Sistema Naturae*.

Linneo concebía el proceso de la clasificación de las especies considerando que cada una era inmutable, producto de la creación divina representada en dos reinos: el animal y el vegetal; utilizaba como parámetro de la categorización del individuo, la estructura del cuerpo.

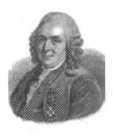

Linneo 1707-1778

El sistema Linneano de clasificación utiliza la especie como unidad básica; además, define los taxones, como agrupaciones jerarquizadas de los seres vivos. Los diferentes taxones planteados por Linneo son de menor a mayor: la especie, el género, la familia, el orden, la clase y el reino. Un taxón de una categoría superior incluye uno o más taxones de categoría inferior. De este modo, a cada género corresponden varias especies; diversos géneros conforman una familia; dos o más familias constituyen un orden y varios órdenes una clase. El taxón superior es el reino, el cual contiene todos los organismos que poseen un mismo patrón de particularidad morfológica. Se considera a Linneo como padre de la taxonomía.

Una especie es un conjunto de individuos que proceden de antecesores comunes y que son capaces de reproducirse entre sí y de dar lugar a una descendencia fértil.

Linneo estableció una forma universal de identificación de las especies, la cual prevalece hoy en día: la nomenclatura *binomial o binaria*, mediante la cual se establece el nombre científico para cada especie. El nombre de la especie contiene las características siguientes: dos nombres, primero el género y segundo la especie, ambos escritos en latín, latinizados. El género se escribe con letra mayúscula y la especie con minúscula, y ambos resaltados. Se ha establecido para manuscritos y textos mecanografiados (actualmente en desuso) resaltar el nombre subrayándolo (Ej.:

Registro no.0007105-15, 2011. Sto. Dgo. Rep. Dom. acalfau@yahoo.es

Homo sapiens; hombre); para textos de imprenta u ordenador se destaca usando cursivas (*Homo sapiens*).También se resalta con menos frecuencia, usando negritas (**Homo sapiens**).

Se verifican casos en que un género presenta numerosas especies; para referirse a la generalidad del conjunto de ellas, se nombra el género seguido de la abreviación de la palabra especie en latín (species): ejemplo *Criptotermes sp* o *Criptotermes spp*; lo cual se refiere a cualquiera de las diferentes especies del género *Criptotermes*, la termita de madera seca.

Otro aporte de Linneo a la posteridad fue el establecer el uso de los símbolos astrológicos de Marte para señalar al macho (♂) y de Venus para indicar la hembra (♀).

El sistema de identificación de las especies, propuesto por Linneo, dividía el reino animal en seis clases: mamíferos, aves, reptiles, peces, insectos y gusanos.

Después, Georges Cuvier (1769 - 1832), naturalista francés, al observar estas seis clases, identificó que las dos últimas no tenían esqueleto.

Estableció entonces, un taxón superior a la clase e inferior al reino: el filo. De esta forma, el reino animal quedó dividido en dos filos, el de los vertebrados y el de los invertebrados.

Otro ingrediente que influyó en la identificación de las especies lo fue el estudio de los fósiles. Los naturalistas comenzaron a estudiar hacia el año 1800 lo que ellos llamaron «fósiles», es decir, minerales con restos o huellas petrificadas que aparentaban haber sido seres vivos.

Cuvier advirtió que aunque los fósiles no se parecían demasiado a ninguna especie existente en su actualidad, 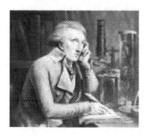 encajaban de algún modo en el esquema taxonómico. Cuando Cuvier estudió un fósil que tenía todas las características del esqueleto de un reptil, concluyó que el animal había sido en su tiempo algún miembro de la clase de los reptiles. Por su esqueleto, podía afirmarse también que había poseído alas. Cuvier identificó así el primer ejemplar de un grupo extinto de reptiles voladores. Debido a que cada una de las alas iba soportada por un solo hueso largo, como los de los dedos, lo bautizó con el nombre de «pterodáctilo», (ala = dedo). El estudio de los fósiles dio lugar al nacimiento de una nueva ciencia: la Paleontología (del griego palius = antiguo, onto = ser, logos = ciencia). La paleontología es la ciencia que estudia el pasado de la vida a través de los fósiles.

El concepto de la evolución rondaba en la mente de la comunidad científica de los siglos XVIII y XIX. En este sentido, *Jean Baptiste de Monet* (1744-1829) caballero de *Lamarck*, había planteado antes de las conclusiones de Linneo, la tesis de la transmisión de los caracteres adquiridos.

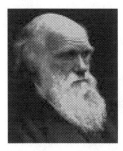

Igualmente, diferentes pensadores hurgaban buscando una explicación a la interrogante de la evolución.

Correspondió al naturalista inglés *Charles Robert Darwin* (1808- 1889) la gloria de haber planteado una solución al problema: postuló que todos los seres vivos evolucionaron con el tiempo a partir de un antepasado común, mediante un proceso que denominó selección natural.

En su obra *El origen de las especies* publicada en el 1859, Darwin basa su posición con datos concretos obtenidos en sus

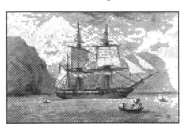

observaciones de las diferentes especies de seres vivos presentes en la naturaleza.

Darwin recopiló la información para su libro durante un viaje que hizo alrededor del mundo navegando como tripulante sin paga del buque científico *"HMS Beagle"*, expedición que duró 5 años, del 1831 al 1836. El objetivo del

Registro no.0007105-15, 2011. Sto. Dgo. Rep. Dom. acalfau@yahoo.es

viaje de este buque era hacer estudios y planos cartográficos y oceanográficos del globo terrestre.

La noción evolucionista de Darwin, así como los avances y descubrimientos de la ciencia, introdujeron el carácter filo génico (filogenia: del griego *phylón*, tribu, raza; y de *geneá*, nacimiento, origen, procedencia) en la clasificación de los seres vivo. La especie de un taxón inferior resulta pariente del organismo del taxón superior; esa familiaridad, junto a la interpretación del taxónomo de turno, da lugar a múltiples sistemas de clasificación.

En ese sentido, se produjo una reorganización de los reinos; diferentes estudiosos plantearon cambios de categorías estableciendo sub-filos, sub-clases, sub- ordenes, súper órdenes, subgéneros, y así por el estilo. Además, los hongos se diferenciaron de las plantas y fueron introducidos los microorganismos, quedando establecidos cuatro reinos: *Animal, Vegetal, Fungi* (Hongos) y *Protista* (protozoos, algas). A partir del microscopio electrónico se propuso un sistema de cinco reinos, separando del reino *Protista* al reino *Monera* (organismos unicelulares sin núcleo definido).

Un ejemplo es el caso de los conejos, los cuales eran considerados como roedores junto a las ardillas y ratas en el orden *Rodentia*, pero al comprobarse diferencias morfológicas entre sus esquemas dentales y esqueletos, fueron reclasificados del orden *Rodentia* al orden *Lagomorpha*. La ballena en un principio fue clasificada por Linneo entre los peces; con el tiempo, el mismo Linneo la reclasificó entre los mamíferos. En sentido opuesto, el murciélago fue clasificado por Aristóteles como mamífero, no como ave.

Modernamente, el proceso de tipificación de los seres vivos cuenta con un mecanismo certeramente eficaz: la identificación de la molécula del ADN, la cual guarda la información genética del individuo. Mediante la comparación del ADN de los sujetos particulares, puede establecerse su familiaridad.

Hoy en día, múltiples son los sistemas de clasificación; debido a esto, el trabajo científico que cita una especie determinada debe identificar el sistema de clasificación que ha utilizado, así como el nombre o apellido de la persona que la identificó por primera vez, acompañado por el año de la identificación. (Ejemplo: *Homo sapiens*, Linneo 1758: el hombre).

Dentro de este contexto y para simplificar la identificación de las especies mencionadas en el trabajo que nos ocupa, hemos considerado presentarlas según el sistema de clasificación propuesto por Linneo, seguidas del apellido del taxónomo identificador y la fecha en que realizó la determinación.

Coloquemos ahora cada plaga doméstica en su lugar dentro de la clasificación de los seres vivos:

Los roedores (ratas y ratones) son vertebrados mamíferos; son la plaga doméstica de más familiaridad con el hombre, en lo que a la filogenia se refiere.

Las demás plagas domésticas son invertebrados que pertenecen a dos clases diferentes. A la clase *Insecta* corresponden la mosca doméstica, el mosquito, la cucaracha, los piojos, el chinche, las pulgas, el comején y la carcoma; la clase *Arácnida* está representada por los ácaros del polvo, la sarna y las garrapatas.

El origen de las plagas domésticas

Se ha establecido que la vida sobre el planeta se inició en medio acuático y se considera que la vida animal terrestre inició su evolución de la vida acuática hace mil millones de años. Cuando tierra firme produjo vegetación que pudiera servir de alimento, quedó abierta la posibilidad de que la vida acuática emigrara hacia suelo estable. Se produce entonces la transición de la vida acuática a la vida terrestre; comienza en la orilla de los mares, pasa a los alrededores de ríos y lagos de agua dulce y finalmente se independiza del agua. De los invertebrados acuáticos proceden los artrópodos, los cuales sustituyeron las branquias, mediante las cuales respiraban en medio líquido, por tráqueas para adaptarse a la vida terrestre al aire libre.

Esto sucedía mucho antes que el roedor apareciera sobre la tierra.

A pesar de que está establecido que los artrópodos son los seres vivos más antiguos, numerosos y diversos, su origen ha estado envuelto en un misterio debido a la completa ausencia de fósiles. La evidencia fósil de los artrópodos actuales se remonta a los cuatrocientos millones de años, edad correspondiente a los arácnidos.

De los vertebrados acuáticos surgen los vertebrados terrestres: mamíferos, aves y reptiles; las aletas evolucionaron a órganos locomotores (alas, brazos y patas) y las branquias cambiaron a pulmones. De estos vertebrados acuáticos proceden los roedores, cuya edad sobre la tierra se ha establecido ronda los 65 millones de años, al igual que los demás mamíferos.

Los anfibios por su parte, se quedaron en medio de la transición.

Clasificación de los *roedores*

Los llamados roedores conforman el orden *Rodentia*, animales vertebrados, mamíferos *euterios* o *placentarios* (provistos de placenta), de sangre caliente y caracterizados por tener cuatro incisivos, uno a cada lado de cada mandíbula, en forma de cincel, sin raíces, con crecimiento continuo; la mandíbula inferior posee una modificación en su articulación que le permite realizar el movimiento antero posterior con lo que se le facilita la acción de roer. No tienen caninos y en su lugar queda un espacio sin dientes entre los incisivos y los premolares o molares, los cuales son muy parecidos y están dotados de crestas y repliegues de esmalte. Poseen unas bolsas en las mejillas, donde acumulan el alimento que recogen rápidamente, yendo de un lado a otro.

Los roedores son pequeños en sentido general, aunque los hay, como el capibara de América del Sur, de hasta 1,25 metros de longitud; su forma es muy variable, poseen sentidos muy agudos y son plantígrados, casi siempre con 4 o 5 dedos provistos de uñas. La gran mayoría son oriundos de América del Sur, donde se desarrollaron en el Oligoceno, hace entre 33.7 y 23.8 millones de años.

Su distribución actual abarca todos los continentes y muchas islas, desde el nivel del mar hasta casi los 6.000 metros de altura, y desde los desiertos más áridos hasta la selva tropical, y algunos, como los castores, frecuentan los ríos y arroyos. Rápidos o lentos, los hay corredores, saltadores, hipogeos (subterráneos) y arborícolas; muchos forman grupos emigrantes, como los lemingos (*Lemmus lemmus*), o moran en extensas y complicadas ciudades subterráneas, como los perrillos de las praderas (*Cynomys ludovicianus*).

Los roedores constituyen el 40% de las especies de mamíferos; son sumamente prolíficos y hábiles para escapar de sus predadores naturales. Este número, que en circunstancias favorables se torna inmenso, constituye una grave amenaza para los seres humanos, pues los roedores destruyen sus obras, devoran o contaminan sus alimentos e incluso transmiten gérmenes patógenos. Se dividen en tres subórdenes: los esciuromorfos, a los que pertenecen las ardillas; los miomorfos, como a los ratones y ratas; y los histricomorfos, grupo que abarca al puerco espín. En sentido general, los roedores abarcan 36 familias, 389 géneros con 1,711 especies. Entre todos los roedores, las ratas y ratones son los que más afectan al hombre.

Los artrópodos
(arthrópoda del griego, "pie articulado")

El tipo de los *artrópodos* puede definirse así: animales de simetría bilateral, dimorfismo sexual, con un par de antenas, de cuerpo segmentado (dividido en segmentos) con apéndices

Registro no.0007105-15, 2011. Sto. Dgo. Rep. Dom. acalfau@yahoo.es

pares articulados y tegumento endurecido caracterizado por la presencia de quitina. Los artrópodos no tienen esqueleto interno como tienen el hombre, los roedores, las aves y los peces; su esqueleto es externo. El artrópodo en el estado larval o juvenil, para crecer, pierde su esqueleto y desarrolla uno nuevo mayor, proceso que se conoce como muda.

Poseen dimorfismo sexual, cordón nervioso ventral y canal alimentario con boca y ano; respiran por agallas o por tráqueas y espiráculos.

En el filo de los artrópodos se distinguen cuatro clases: los *arácnidos*, los *crustáceos*, los *miriápodos* y los *insectos*. Los crustáceos son acuáticos como el cangrejo y los miriápodos son los ciempiés y milpiés.

Reproducción

La gran mayoría de los artrópodos son ovíparos, se reproducen por huevos, los cuales manifiestan particularidades según la especie. En algunos casos, el huevo eclosiona al mismo momento de la puesta; en otros, la hembra carga el huevo en el abdomen hasta el nacimiento de la larva, la cual sale posteriormente. También se presentan casos en que los huevos se desarrollan en grupo dentro de una cápsula o envoltura. Igual se dan casos raros de viviparismo.

La reproducción es sexual; no obstante, hembras de algunas especies tienen la capacidad de producir huevos fértiles en ausencia del macho; a estas hembras se les denomina partenogenéticas, siendo su reproducción, en consecuencia, puramente asexual.

La generalidad del apareamiento es la inserción de liquido seminal por parte del macho en el cuerpo de la hembra; en muchos casos el liquido seminal es depositado en una cápsula (espermatóforo). El macho puede no tener órgano sexual (edeago) propiamente dicho, como el caso de ciertos arácnidos que se valen del quelícero para fecundar la hembra. El desarrollo del artrópodo, posterior a su salida del huevo, puede realizarse mediante dos tipos de metamorfosis*: completa e incompleta.

Metamorfosis completa

El huevo pasa por dos estadios intermedios (larva y pupa) antes de alcanzar la adultez. Lo que nace del huevo es una larva, un gusanito que no se parece en nada al insecto adulto. Este gusanito se convierte en pupa, diferente a la larva y también al adulto, y posteriormente en adulto o imago. A los artrópodos que sufren este tipo de metamorfosis se les llama holometábolos, y son los más evolucionados en este sentido. Se resume el camino del huevo hacia la adultez así: larva, pupa y adulto o imago. Como ejemplo digamos que este tipo de desarrollo se da en los mosquitos, moscas, en mariposas, escarabajos, etc.

Metamorfosis incompleta

El individuo que eclosiona del huevo es parecido al adulto, pero no tiene ni los genitales, ni las alas desarrolladas.

A este estado juvenil se le llama ninfa, la cual irá cambiando su exoesqueleto en la medida que crece hasta alcanzar la adultez.

Al proceso de cambio del exoesqueleto se le llama *muda* y al periodo de tiempo entre muda y muda se denomina *estadio ninfal*. A los insectos que sedesarrollan así se les llama *heterometábolos*. Este tipo de desarrollo se da por ejemplo en los saltamontes, las cucarachas, las termitas y los chinches.

---

* Metamorfosis: f. Transformación o cambio profundo. Zoo. Conjunto de cambios biológicos que experimentan ciertos animales durante su desarrollo para manifestar su forma, funciones y género de vida definitivos.

Alimentación

Los artrópodos en su conjunto puede decirse que comen de todo. La alimentación de cada especie la determina el tipo de aparato bucal que posea. La boca del artrópodo no es como la boca del hombre; es más bien una boca compuesta y se le llama genéricamente, *probóscide*. El termino probóscide procede del idioma griego pro, "anterior "y baskein, "para comer", y se refiere a un apéndice alargado y tubular situado en la cabeza de un animal. La trompa de los elefantes y la del mono narigudo son un par de ejemplos en vertebrados. En los artrópodos, el apéndice tubular está formado por varias piezas con determinadas funciones que auxilian la especie en el proceso de su alimentación.

En el correr del tiempo, las diferentes especies de artrópodos fueron adaptando su aparato bucal según el tipo de alimentación que desarrollaron.

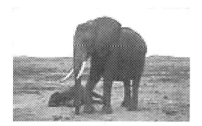
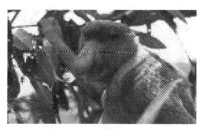

Elefante *(Elephantidae)*   Mono narigudo (*Nasalis larvatus*)

Registro no.0007105-15, 2011. Sto. Dgo. Rep. Dom. acalfau@yahoo.es

Diferentes tipos de probóscides o aparatos bucales de los artrópodos.

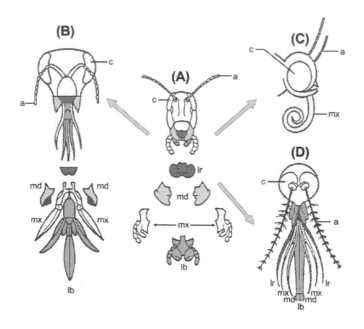

A: tipo masticador, B: tipo cortador-chupador, C: chupador (rostro), D: tipo picador-chupador.lr: labro, md: mandíbulas, mx: maxilas, lb: labio. a: antena; c; ojo.

Masticador. Es el aparato bucal mas primitivo. Consistente en mandíbulas duras y dentadas para cortar, triturar y desgarrar los alimentos. Es el tipo de aparato de las cucarachas, las termitas y la carcoma. Este aparato masticador es diferente al de los mamíferos; las mandíbulas trabajan verticalmente, su orientación no es horizontal como las de el hombre y la de los animales.

- Chupador. Tubo largo que permanece enrollado mientras el insecto no se alimenta y mediante el cual se succiona alimento líquido. Aparato propio de las mariposas.

Registro no.0007105-15, 2011. Sto. Dgo. Rep. Dom. acalfau@yahoo.es

- Picador-chupador. Este es una modificación del chupador. El aparato bucal se ha modificado para perforar y succionar. Es el tipo de aparato de los piojos, pulgas, moscas, mosquitos y chinches.
- Masticador-chupador. Está formado por una especie de lengüeta con la que el insecto recoge el néctar y por unas mandíbulas masticadoras. Característico de las abejas.

Sentidos

Los artrópodos pueden ver, oler, oír, gustar y tocar, al igual que los humanos. No obstante, se ha demostrado que la capacidad sensorial de éstos es muy diferente, cualitativa y cuantitativamente, a las del hombre y otros vertebrados. Los órganos de los sentidos (ojos, antenas, pelos, palpos, cercos*, etc.) receptores de las realidades actúan además como transductores, convirtiendo la energía luminosa, la energía química y la energía mecánica del ambiente, en energía eléctrica de los impulsos nerviosos en las neuronas sensoriales. Las señales generadas por los receptores sensoriales del artrópodo viajan al cerebro donde estimulan las respuestas adecuadas de cada comportamiento: búsqueda de alimentos, protección del peligro, respuesta a los cambios climáticos, etc. Todos los receptores sensoriales son parte integral del exoesqueleto del insecto.

Se dividen en tres grupos, según su función: mecanorreceptores, quimiorreceptores y fotorreceptores.

A continuación estudiaremos a los insectos y los arácnidos, los cuales presentan una diferencia taxonómica determinante; los insectos tienen el cuerpo dividido en tres partes y además tienen tres pares de patas; el cuerpo de los arácnidos está dividido en dos y presentan cuatro pares de patas.

---

* En algunos artrópodos el último segmento del abdomen se ha especializado en unas estructuras llamadas cercos, cuya función puede ser sensorial, defensiva o de ayuda en la cópula.

Registro no.0007105-15, 2011. Sto. Dgo. Rep. Dom. acalfau@yahoo.es

Los *insectos*

Los insectos son animales del filo de los Artrópodos (invertebrados) y están clasificados en la clase *Insecta* (insecta, del latín, literalmente "cortado en medio") o *Hexápeda* (seis patas). El número de órdenes que se admiten dentro de la clase *Insecta* varía según los autores; ronda normalmente sobre los 28 o 30, y se agrupan en dos grandes grupos: *apterigotas*, aquellos que no poseen alas; y *pterigotas* que son aquellos que presentan alas o bien las han perdido.

Los insectos representan el grupo zoológico más diverso y abundante del planeta. Ninguna otra clase de animales está tan extensamente diseminada en la superficie del globo ni es tan rica en especies. Son asimismo los seres vivientes mas prolíficos; solo los superan en poder de reproducción algunos protozoos y algunos crustáceos planctónicos. Más de 900,000 especies de insectos han sido descritas y se estima en millones las no descritas aún; se calcula que existen 200 millones de insectos por cada ser humano. Vale la pena mencionar que en la naturaleza, los insectos representan la alimentación de múltiples especies animales. De la misma forma, alimentan a otros insectos. Se ha demostrado que el valor proteico del cuerpo de numerosos insectos supera el de las carnes y el pescado.

"Según el entomólogo israelí Franz Bodenheimer, el maná celestial del Antiguo Testamento del que comieron los israelitas, era el azúcar excedente de la excreción cristalizada de una especie de insecto escamoso que habita en la península el Sinaí"

El papel que juegan los insectos en el devenir propio de la naturaleza es sumamente importante; no solo participan como fuente importante de alimento en la cadena alimenticia, sino que participan en el reciclaje del material orgánico y ademas ejercen la función de agente polinizador.

Registro no.0007105-15, 2011. Sto. Dgo. Rep. Dom. acalfau@yahoo.es

Morfología

Cabeza   Tórax   Abdomen

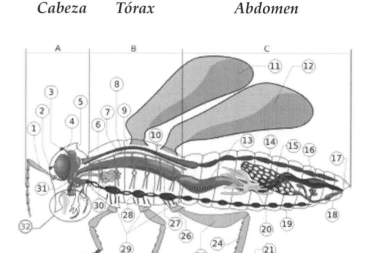

A.- Cabeza; B.- Tórax; C.- Abdomen; 1.- Antena; 2.- Ocelo *inferior; 3.- Ocelo superior; 4.-* Ojo compuesto; 5.- Cerebro; 6.- Protórax; 7.- Arteria dorsal (aorta); 8.- Tráqueas; 9.- Mesotórax; 10.- Metatórax; 11.- Alas anteriores; 12.- Alas posteriores; 13.- Estómago; 14.- Corazón; 15. Ovarios; 16.- Intestino; 17.- Ano; 18.- Vagina; 19.- Cadena ganglionar ventral; 20.- Tubos de Malpighi; 21.- Tarsómero; 22.- Uña; 23.- Tarso; 24.- Tibia; 25.- Fémur; 26.- Trocánter; 27.- Buche; 28.- Ganglio torácico; 29.- Coxas; 30.- Glándula salival; 31.- Collar peri esofágico; 32.- Piezas bucales; de izquierda a derecha: labro, mandíbulas, maxilas y labio.
(http://es.wikipedia.org/wiki/Insecta)

Los insectos básicamente tienen su cuerpo dividido en tres partes: cabeza, tórax y abdomen. Son invertebrados con un par de antenas, tres pares de patas articuladas y uno o dos pares de alas que pueden reducirse o faltar. Algunas especies, como ciertas hormigas y termitas, habitualmente no tienen alas pero tienen la capacidad de desarrollarlas rápidamente en situaciones generalmente de alto riesgo para su existencia, como las inundaciones o en ocasión de reproducirse.

Registro no.0007105-15, 2011. Sto. Dgo. Rep. Dom. acalfau@yahoo.es

También sucede en otras especies, que los machos tienen alas y las hembras no; o que tienen las alas pero están inhabilitadas para volar.

Pueden presentar dos tipos de ojos. Uno de tipo compuesto, facetado, con múltiples unidades visuales prismáticamente distribuidas; otro simple, semejante al del ojo humano. Algunos insectos tienen los dos tipos de ojos, otros tienen los compuestos solamente.

Circulación

La circulación de los insectos es abierta y carece de venas o arterias; los fluidos (hemolinfa) corren a través de la cavidad corporal llevando nutrientes del sistema digestivo a los tejidos y removiendo desechos que son llevados a los órganos excretores. La hemolinfa (lo que sería la sangre en los vertebrados) va circulando por los espacios internos del animal y vuelve a entrar en el corazón por unos orificios llamados ostiolos.

Respiración

Los insectos respiran por medio de un sistema de tráqueas. Este es un sistema de tubos o tráqueas que salen al exterior en aberturas denominadas espiráculos (los cuales se encuentran distribuidos por pares en cada uno de los segmentos torácicos y abdominales) y que están conectados internamente extendiéndose por todo el cuerpo; estos tubos terminan en porciones cerradas y más pequeñas (traqueolas) que penetran los tejidos.

Los *arácnidos* o *quelicerados*

Los arácnidos se consideran los primeros artrópodos sobre la tierra, se les adjudica mas de 400 millones de años de existencia;

evolucionaron de la vida marina a la terrestre transformando las branquias en libro o filo traqueas, en los pulmones en libro o tráqueas con las cuales respiran hoy. Posteriormente, desarrollaron glándulas de seda y glándulas ponzoñosas. Han sido descritas más de 70,000 especies, clasificadas en once órdenes: escorpiones, *seudo escorpiones, palpígrados, solífugos, esquizómidos, uropigios, amblipigios, ácaros, araneidos, ricinuleidos* y *opiliones.*

Los *arácnidos* han sido clasificados en la clase *Arácnida*, (del griego *arákhne*, "araña", e *ides*, "perteneciente a un grupo"), son una clase de los artrópodos que se distinguen por estar desprovistos de antenas y mandíbulas. En lugar de tener dos mandíbulas, una arriba y otra abajo, poseen, a cada lado, un par de apéndices bucales de estructura muy particular: los *quelíceros*, por lo que se les da el nombre de *quelicerados (d*el griego *khelé*, "pinzas de cangrejo" y *kératos*, "'cuerno", "antena de insecto")*. No tienen piezas masticadoras; su boca es una probóscide con función succionadora. Al lado de cada quelícero, presentan un par de apéndices llamados pedipalpos, con los cuales realizan diferentes funciones según la especie.

Morfología

Las características morfológicas de los quelicerados son menos evolucionadas que la de los insectos; poseen cuatro pares de patas y carecen de ojos compuestos. Tienen el cuerpo dividido en dos partes: una región céfalo torácica, el prosoma y la otra, en lugar del abdomen de los insectos, llamada opistosoma.

Registro no.0007105-15, 2011. Sto. Dgo. Rep. Dom. acalfau@yahoo.es

Diferentes tipos de arácnidos.

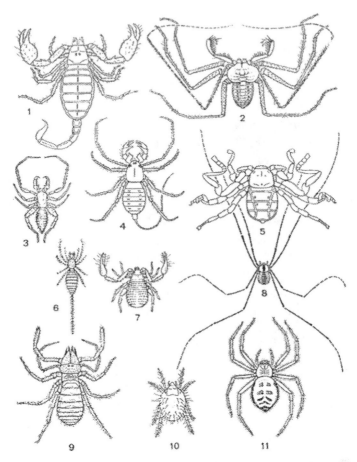

1. Escorpiones, 2. Amblypygi, 3. Esquizómidos, 4. Uropygios, 5. Ricinulei, 6. Palpíigrados, 7. Pseudoscorpiones, 8. Opiliones, 9. Solífugos, 10. Acari, 11. Araneae.

El prosoma no es segmentado y además de los quelíceros, presenta cinco pares de apéndices, el primero de los cuales puede estar modificado, formando los maxilípedos (pinzas del escorpión) u órganos táctiles (pedipalpos); los otros cuatro son siempre locomotores.

Registro no.0007105-15, 2011. Sto. Dgo. Rep. Dom. acalfau@yahoo.es

Los quelíceros son importantes en la captura e ingestión del alimento. La forma primitiva, que es la que presentan muchas de las especies actuales, es la quelado-dentada; la que la pinza está formada por un segmento distal móvil que se articula con el dedo fijo.

Hay una gran variedad de quelíceros de este tipo, de los cuales parecen derivar los otros tipos (perforadores, chupadores). Algunas especies los usan para introducir espermatozoides en la hembra o para anclarse durante la foresia.*

Los pedipalpos constan de uno a cinco segmentos. Sirven para localizar y manipular el alimento y por ello están dotados de receptores mecánicos y químicos. Su aspecto recuerda a pequeñas patas algo modificadas (anteniformes, raptoras, reducidas a muñones, etc.). Las patas constan de siete artejos (coxa, trocánter, fémur, genu, tibia, tarso y pretarso); en los acariformes las coxas forman parte del cuerpo.

En la mayoría de los arácnidos, la segmentación del opistosoma se ha perdido por fusión de los sectores abdominales. Incluso, en los ácaros se ha fusionado el abdomen con el prosoma o cefalotórax.

Los escorpiones, por su parte, tienen un pre abdomen y un post abdomen, ambos articulados.

Nutrición

La digestión de los alimentos se hace en parte fuera del cuerpo. La presa es retenida por los quelíceros y sobre ella se

---

* Foresia es el tipo de relación entre organismos parecida al mutualismo, en la que un individuo transporta a otro o una espora o semilla de otro. Es una relación de beneficio unilateral, pues solo una especie obtiene una ganancia. En este caso la ganancia es el desplazamiento. En peces, se denomina así al tipo de relación que establecen peces como las rémoras con otros animales a los cuales se fijan: tortugas marinas, tiburones, ballenas, etc; obteniendo así transporte gratis.

Registro no.0007105-15, 2011. Sto. Dgo. Rep. Dom. acalfau@yahoo.es

vierten jugos digestivos producidos por el mesodeo (intestino medio). El alimento, cuando ya es líquido, pasa a una cámara pre bucal, luego a la boca, faringe, esófago e intestino medio. La faringe es el principal órgano de bombeo o aspiración. Presenta unos músculos longitudinales y otros de inserción externa que modifican su diámetro y su volumen.

En algunos arácnidos, el esófago funciona como bomba auxiliar. En el mesodeo hay un tubo central y divertículos auxiliares situados en el cefalotórax y en el abdomen. En la pared del mesodeo hay células que producen enzimas que efectúan la digestión parcial del alimento y otras que completan la digestión química. Parte del alimento digerido es almacenado en las células de los divertículos y el resto es absorbido por la pared del *mesodeo*.

En la parte posterior del abdomen se encuentra el intestino corto y luego el ano. A este sector se lo denomina *proctodeo*. Algunas especies de arañas pueden permanecer más de dos años sin ingerir alimento, y algunos escorpiones, hasta un año.

Órganos de los sentidos

En los arácnidos podemos encontrar los siguientes receptores sensitivos:

- **Pelos táctiles:** especialmente frecuentes en la superficie del cuerpo. Incluso, un pelo sensorial (el *tricobotrio*) se cree puede identificar las vibraciones transmitidas por el aire y representa una especie de radar.
- **Ojos: análogos,** simples, con cornea y cristalino.
- **Órganos en hendidura o filiformes.** Son depresiones de la cutícula, con forma de hendidura y llenas de líquido. Actúan como órganos cenestésicos, es decir, informan sobre la posición de los distintos sectores del cuerpo.

Respiración

En los arácnidos podemos encontrar distintos órganos encargados del intercambio de gases respiratorios: pulmones en libro ó filotráqueas, traqueas, o ambas a la vez.

- Pulmones en libro o filotráqueas. Se disponen en pares en el lado ventral del abdomen. Se trata de una invaginación de la pared abdominal. En uno de los lados, la pared está plegada, formando laminillas que se unen entre si mediante barras. El intercambio de los gases se hace entre la sangre (situada en el interior de las laminillas) y el aire de los espacios entre las laminillas. El espiráculo comunica este pulmón primitivo con el exterior. La ventilación se realiza por contracción de un músculo que se inserta en la pared dorsal de la cámara de aire. Al contraerse, dilata la cámara; al relajarse, se contrae la pared de la cámara.
- Tráqueas, semejantes a la de los insectos, se trata de tubos ramificados.
- Tráqueas en criba, se ven en algunas arañas y en seudo alacranes. En este caso, desde el espiráculo parte un gran haz de tráqueas.

Circulación

La circulación es abierta, similar a la de los insectos y mayoría de los artrópodos; tienen un corazón tubular en la parte dorsal del cual sale una arteria que se abre al espacio interno del animal que está lleno de hemolinfa.

Reproducción

Los arácnidos son bisexuados, se reproducen sexualmente, aunque hembras de ciertas especies tienen la capacidad de producir huevos en ausencia de macho. Las hembras con orificio genital ventral, en el opitosoma; los machos usan el quelícero para introducir el espermatóforo, en el caso de los que no tienen edeago (pene). Son ovíparos en su generalidad, pero se presentan casos de viviparismo y ovoviviparismo. Presentan metamorfosis incompleta, con tres estadios ninfales; en el primer estadio, la larva tiene seis patas. Los huevos producidos por la hembra, en ausencia del macho, producen machos haploides (con un solo equipo cromosómico); los producidos sexualmente, dan hembras diploides.

Capítulo 4

Ratas y ratones

Las ratas y los ratones son los roedores que han adaptado su existencia en torno a la vida del hombre. En este sentido, se encuentran a lo largo de toda la cadena alimenticia del ser humano, desde los campos de producción hasta los vertederos de basura, atacando cocinas, almacenes, mercados, industrias, restaurantes, viviendas, etc.

Estos roedores poseen un elevado metabolismo; requieren consumir diez veces más comida que el hombre por cada kilogramo de peso vivo; además, son sumamente prolíficos. Se estima que las ratas y ratones consumen el 20% de la producción mundial de alimentos.

Juegan un papel importante en la patogenia* de numerosas enfermedades potencialmente mortales para el ser humano: peste bubónica y septicémica, *Leptospirosis, Salmonelosis, Tifus Murino, Brucelosis, Rabia, Triquinosis, Listeriosis y Encefalitis*, entre otras. Transmiten más de 30 enfermedades mediante sus mordeduras, orina, pelos y heces, así como por las pulgas que los parasitan.

De entre las enfermedades que transmiten, se hace hincapié en el presente capítulo, en la peste y la leptospirosis.

El ratón y la rata

Hay una diferencia entre rata y ratón. El ratón, (*Mus musculus*) de adulto, es pequeño; es el llamado bigañuelo o jarrielito y mide de 6 a 9 cm de cuerpo y de 7 a 10 cm de cola. Las

---

* **Patogenia** es el conjunto de mecanismos biológicos, físicos y/o químicos que llevan a la producción de una enfermedad.

ratas son de tamaño mayor: se distinguen la *Rattus rattus* (rata negra o de tejado) y la *Rattus norvegicus* (rata de alcantarilla); miden de 16 a 45 cms, y la cola hasta 20 cms. A veces se cree que cuando el ratón crece se convierte en una rata, y no es así.

Morfología de los roedores

- Cuerpo cubierto de pelo, que muda periódicamente.
- Piel con numerosas glándulas (sebáceas, sudoríparas y mucosas, además de las mamarias).
- Cráneo con dos cóndilos occipitales (así el cráneo se articula en la primera vértebra); por lo tanto, la cabeza es móvil.
- Presentan 7 vértebras cervicales.
- La cola es larga con relación a la longitud del cuerpo.
- Región nasal alargada.
- Boca con dientes y un par de incisivos de crecimiento continuo en ambas mandíbulas. Costumbres alimenticias omnívoras.
- Ojos con párpados móviles, sentido de la vista poco desarrollado, por lo que son de hábitos nocturnos.
- Oídos con pabellón externo carnoso que permite un buen desarrollo de este sentido.
- Cuatro extremidades; cada pata con 5 dedos, que están adaptados indistintamente para andar, correr, trepar, excavar o nadar. Los dedos tienen uñas córneas o garras y cojinetes carnosos.
- Corazón con 4 cámaras separadas.
- Aparato respiratorio formado por dos pulmones.
- Doce pares de nervios craneales y encéfalo muy desarrollado, al igual que el cerebro, lo que explica su amplia capacidad de aprendizaje y adiestramiento.
- Temperatura corporal estable.
- Reproducción sexual por fecundación interna.

Desarrollo de los sentidos

Los sentidos de estas especies, a excepción de la vista están por lo general bien desarrollados, destacándose en especial los siguientes rasgos:

- **Vista**

Sus ojos están especializados para detectar solamente formas y movimientos, no reconocen los colores. Su agudeza visual no excede los 1.5m.

- **Tacto**

Muy desarrollado. Los bigotes son los órganos del tacto que usan habitualmente para guiarse en los desplazamientos. Pueden memorizar sus alrededores y moverse en la oscuridad hasta encontrar sus madrigueras.

- **Oído**

Agudo, bien desarrollados y útil en caso de peligro. El hombre oye en el rango de los 20 Khz; las ratas y ratones, pueden oír dentro del espectro de ultra sonido a 50 o más Khz. Además, entre ellos se emiten sonidos para advertirse los peligros.

- **Olfato**

Agudo, desempeña una función importante en la conducta de las ratas y ratones. Lo utilizan principalmente en la demarcación de sus territorios, utilizando la orina para marcar objetivos y reconocer sus colonias

Hábitos de existencia

Es importante conocer las habilidades sensoriales de las ratas y ratones a la hora de planificar las acciones para su control. Estos animales son sumamente audaces en la utilización de sus sentidos, tanto para la obtención de su alimento como para escapar de situaciones que les sean adversas. Se las ingenian para conseguir seguridad, refugio seco, alimento, agua y una temperatura adecuada a su gusto y necesidades.

Las ratas y ratones son de hábitos nocturnos y muy silenciosos; debido a eso se ven poco de día, salvo cuando sobreabundan.

Hay que aprender a interpretar debidamente las señales de su actividad; estas señales se encuentran a lo largo de paredes, debajo de puertas y alrededor de ventanas, alrededor de basureros y detrás de desechos tales como tablas o materiales de construcción abandonados. Entre los principales signos o marcas se pueden citar:

- **Cuevas o madrigueras**

Se sitúan generalmente en lugares protegidos como debajo de malezas, materiales de construcción, estanques de agua, canales de desagüe, en los bordes de los cimientos de las edificaciones. Prefieren lugares próximos a almacenes de alimentos, granjas y comederos, por la cercanía a los alimentos y fuentes de agua.

- **Sendas**

Son los rastros dejados en el terreno o la hierba por el paso sistemático de los animales; generalmente son en línea recta desde la madriguera a los lugares donde existen alimentos.

- **Rozaduras**

Los roedores, por el ambiente en que viven, zanjas de drenaje, basureros y otros, tienen su cuerpo sucio, razón por la cual al desplazarse a lo largo de paredes, vigas u otros lugares dejan manchas oscuras, grasosas, denominadas rozaduras.

- **Excretas**

Varían en consistencia de acuerdo con las especies de roedor (secas, húmedas, lustrosas y oscuras); también permiten ubicar los lugares de mayor actividad de los roedores.

- **Roeduras**

Pueden localizarse en puertas, ventanas, en productos almacenados, cereales, papeles o artículos diversos. Constituyen índices de la presencia de roedores y nos puede orientar sobre el grado de infestación existente.

- **Huellas**

Son marcas originadas por las pisadas de los animales que se establecen en los lugares donde hay polvo, o terrenos de superficie blanda o fangosa, son producidas también por derrame de pienso, harinas u otros. En la base de las paredes la presencia de marcas grasientas, pelos y manchas de orina.

- **Observación de roedores**

La presencia de estos animales durante el día, indica un nivel alto de infestación. Esta situación se presenta cuando el número de roedores es alto y existe poca disponibilidad de alimentos durante la noche.

Ratón doméstico. *Mus musculus* y/o *domesticus*, Linneo 1758

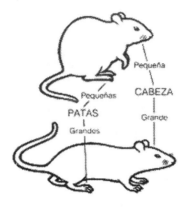

Diferencia entre ratón domestico y rata joven.

Mus musculus y/o *domesticus*; es el ratón doméstico por excelencia ya que le gusta vivir dentro de las construcciones. Este ratón doméstico vivió en Israel y probablemente estuvo presente en los primeros asentamientos agrícolas del hombre en Mesopotamia y Egipto, siendo originario de Pakistán.

El peso corporal del ratón adulto es de 12 a 30 grs. Mide de 6 a 9 cm. de cuerpo y 7 a 10 cm de cola. Su color es café claro, gris claro liso. Consume 3 grs de alimento y bebe 3 a 9 ml de agua por día. Sus excrementos son en forma de rodillo de 3 a 6 mm de largo. Pueden sobrevivir sin agua muchos meses.

Los ratones son de hábitos solitarios, forman grupos de varias hembras y un macho. Cada macho marca su territorio, en el cual se desarrolla con más de una hembra, una fuente de comida y más de un nido. No comparte su territorio y no se desplaza más de 10 metros desde su refugio.

Registro no.0007105-15, 2011. Sto. Dgo. Rep. Dom. acalfau@yahoo.es

Las crías del ratón doméstico adquieren la capacidad reproductiva a las seis semanas de vida. Hacen sus nidos en cualquier lugar donde se sientan protegidos, en los armarios, closets, gavetas, en el suelo, detrás de los muebles o hasta incluso dentro de cajones y huecos de pisos y paredes. Construyen los nidos con cualquier material disponible, tela, lana, papel o plástico; generalmente ubicado cerca de la fuente de alimento. La gestación dura 19 días, crían entre 4 y 7 ratoncitos por parto, pudiendo tener hasta 8 partos por año.

El ratón doméstico no suele transmitir las enfermedades propias de la rata.

Rata noruega o de alcantarilla.
Rattus norvegicus, Berkenhout,

Originaria de Asia central, se sabe con certeza que esta especie de rata invadió muchos países europeos en la primera mitad del siglo XVIII, siendo Dinamarca el primero de ellos, a partir de la estancia en Copenhague de un barco ruso. Se les atribuye haber favorecido al control de la peste bubónica al colonizar territorio europeo desplazando a la rata negra, principal portadora de las pulgas que trasmiten esa enfermedad y que no suelen parasitar a la rata noruega.

La rata de Noruega, rata de alcantarilla, rata gris, rata parda, o rata marrón, también denominada rata china o guarén, es una rata fornida, parduzca, que pesa alrededor de 11 onzas. De pelaje grueso y de color marrón con negro disperso en el lomo del roedor. La superficie inferior es gris a blanco sucio. Su nariz es chata y pequeñas son las orejas.

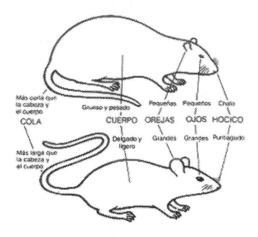

RATA PARDA Rattus norvegicus

RATA NEGRA Rattus rattus

Diferencia entre rata negra y rata noruega

Consumen entre 15 y 30 grs. de alimento en base seca, y de 15 a 30 ml de agua por día. Sus excrementos son en forma de cápsula de 1 a 2 cm. de largo. Miden entre 25 y 45 cm, mientras la cola puede medir hasta 20 cm. Alcanzan la madurez sexual 2 meses después de nacidas. Su gestación dura 21 días. Sus camadas constan de 7 u 8 crías; una rata hembra puede producir 2 a 7 camadas por año. Su vida promedio es 3.5 años. Vive en madrigueras bajo tierra, en basureros, alcantarillas, desagües. Es buena trepadora, saltadora, nadadora, buceadora y muy agresiva, es la especie más dañina y perjudicial y potencial transmisora de muchas enfermedades.

Rata negra o de los tejados. *Rattus rattus*, **Linneo 1758**

Esta es originaria de las zonas boscosas del Sudeste asiático. Anteriormente, la rata de los tejados fue dividida en sub especies en función de la gran variación de colores en su pelaje, el cual varía desde el gris oscuro al negro; en la misma camada pueden aparecer individuos de diferentes coloraciones.

La rata de los tejados prefiere las frutas, las semillas y los granos, y cuando no puede encontrar estos alimentos se retira. Construyen nidos de volumen considerable con ramas y hierbas, es buena trepadora, vive en interiores y exteriores, muy raro en alcantarillas, forma colonias y ataca zonas de cultivos ya establecidos y zonas de almacenes y graneros.

La rata negra hace sus madrigueras en lugares secos y seguros y una vez ha escogido un lugar, no suele abandonarlo. No le gusta hacer largos desplazamientos para alimentarse y esquiva las zonas descubiertas, aunque esto le suponga escoger un camino mas largo. Esta rata pesa entre 150 y 250 grs. Mide de 16 a 25 cm el cuerpo y otro tanto la cola, la cual es uniformemente oscura. Nariz puntiaguda, orejas largas y casi desnudas que puede doblar sobre los ojos, los cuales son grandes y prominentes.

Consume entre 15 y 25 gr. de alimentos en base seca e ingieren de 15 a 30 ml de agua por día. Sus excrementos son en forma de espiral.

Alcanzan la adultez sexual a los dos meses de nacidas. Las camadas nacen alrededor de 22 días después del apareamiento y cada camada consta de 5 a 10 crías; una rata hembra puede producir 3 a 5 camadas por año. Su ciclo de vida es de 3 a 7 años. Estas ratas duermen durante el día y su actividad se desarrolla por la noche.

Peste Negra. Causas y consecuencias

Desde el punto de vista del desarrollo de una plaga y la metódica para su control, la manifestación de la plaga conocida en Europa históricamente como "peste negra", "muerte negra", "peste", plaga o "peste bubónica", entre otros calificativos, constituye un particular ejemplo del por qué puede una plaga desarrollarse y de como puede controlarse.

En este caso especifico, la plaga aprovecha para expandirse, las condiciones generales de una realidad que le favorece y desaparece espontáneamente cuando dichas condiciones varían; las circunstancias promovieron cambios del comportamiento y accionar domésticos del hombre, lo que a su vez provocó un cambio del ambiente que favorecía a la trascendencia de la plaga, la cual tiene su última manifestación, en el viejo continente, despues de trescientos años después de su llegada a Europa.

Algunos autores consideran la peste negra como la peor de las epidemias que haya afectado a la humanidad en su historia. Aunque históricamente ha quedado establecido que la enfermedad actuante fue la peste bubónica, con sus variantes septicémica y neumónica, ciertos investigadores atribuyen la gran mortandad registrada, a la acción conjunta de varias enfermedades; basan sus afirmaciones en que ya en nuestros tiempos, al estudiar osamentas de fosas en que por tradición se conoce fueron enterradas víctimas de la peste, en ciertos casos no se encontraron evidencias de peste bubónica o sus variantes, por un lado, y en otros se encontraron trazas de otras afecciones como el ántrax. Lo que si es cierto y fuera de toda duda, es que esta epidemia acabó con la tercera parte de la población europea de entonces, entre 20 y 25 millones de personas.

La peste bubónica o peste negra, originaria de China llega a Europa por Italia hacia el año 1343, en una flota de barcos comerciales italianos que cubría la ruta del Mar Negro procedente de Crimea.

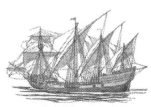

La epidemia llegó por mar desde Crimea

Los navíos llegaban con marinos enfermos, así como con las ratas que portaban la enfermedad. Se hace mención incluso, de barcos a la deriva con toda la tripulación muerta.

La peste es una enfermedad infecciosa aguda muy rara, producida por la bacteria "Yersinia pestis". Es en realidad una zoonosis, o sea, una enfermedad que afecta a ciertos animales y que puede ser transmitida al hombre. Se caracteriza por las protuberancias con pus (bubones*) que provoca, en la zona de la ingle, axilas y cuello, causando la muerte hasta en cuestión de horas. Esta afección es propia de especies del orden de los roedores, algunos de los cuales hacen interacción biológica con una pulga, la cual a su vez, transmite del roedor al hombre el microorganismo causante de la enfermedad.

Esta enfermedad manifiesta tres variantes: la bubónica, caracterizada por la aparición de bubones; la septicémica, que se manifiesta con manchas púrpuras en la piel pero sin bubones; y laneumónica, que sucede cuando el microorganismo alcanza los pulmones de un infectado y se hace transmisible por el aire de la misma forma que el resfriado común.

Cuando la peste negra ataca Europa, la realidad social y económica de este continente no podía ser peor; el desastre económico era enorme, fruto de frecuentes malas cosechas y una sobre población considerable.

Eran los tiempos del fin de la Edad Media, en los que el pesimismo y la irracionalidad reinaban en el pensamiento del individuo de los diferentes estratos de la sociedad.

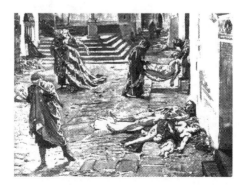

La Peste Negra en Italia en 1348,
según una ilustración de Marcello

---

* Bubón n. m. tumefacción inflamatoria de los ganglios inguinales. Sinónimo de buba.

El orden público y los controles que sobre la población ejercía el imperio romano habían desaparecido. El abastecimiento de agua corriente de los acueductos, los baños públicos, el funcionamiento de las cloacas y las labores de recolección de desperdicios, habían caído en absoluto deterioro.

Asimismo, los vasallos (súbditos, servidores, la fuerza laboral) vivían en total promiscuidad, sus viviendas tenían piso de tierra y una sola habitación donde todos dormían juntos, incluyendo sus animales; ahí cocinaban y comían, sumado a todo esto, la gente, a todos los niveles, había perdido la costumbre de bañarse, ya que incluso, el aseo personal había llegado a considerarse pecaminoso.

Ni idea se tenia en aquel momento que las ratas (rata negra, *Rattus rattus*) y las pulgas que cargaba (*Xenospsylla cheopis*: pulga oriental de la rata), y con quien la gente prácticamente convivía, podían tener algo que ver con esa enfermedad. Los médicos de entonces perdieron credibilidad a causa de no poder curar la peste, ellos mismos morían después de atender a los pacientes; algunos preferían no atender sus compromisos hipocráticos. La gente no velaba los muertos, al final ni los enterraban y huían, llevando la plaga a otros lugares. Los sacerdotes no imponían los sacramentos, la Iglesia dio libertades para ello; las autoridades eclesiásticas se enclaustraron, no obstante sufrieron bajas en proporciones considerables.

En el momento en que se manifiesta la peste, la Iglesia Católica ejercía una influencia predominante en los aspectos inherentes al devenir humano, social, económico y político; sin embargo, no fue capaz de dar respuestas satisfactorias a la problemática de la peste frente a sus fieles, lo que produjo necesariamente un vuelco en contra de su autoridad en la fe, motivando la germinación de la semilla del protestantismo.

"Y había muchos que morían en las calles de día o de noche, y otros aunque morían en casa, notificaban a sus vecinos su muerte, con el olor de sus cuerpos corrompidos". (Del *Decamerón* de Bocaccio, 1313-1375).

Registro no.0007105-15, 2011. Sto. Dgo. Rep. Dom. acalfau@yahoo.es

De esta Época han quedado para la posteridad, obras literarias, tales como el Decamerón de Bocaccio y la Divina Comedia de Dante Alighieri, quienes plasman en sus obras el sentir de la sociedad de aquellos tiempos.

El hombre de ese entonces, en su afán necesario de evitar la plaga se preocupaba por buscar soluciones contra ella.

La primera reacción de defensa era lógicamente alejarse del enfermo.

De este modo nace la "cuarentena", proceso sanitario que establece cuarenta días como período de tiempo necesario de observación para determinar la presencia o no de una enfermedad en un ser vivo.

Las autoridades establecieron en diferentes ciudades "estaciones cuarentenarias" en las entradas de sus demarcaciones; el viajero que quería entrar debía esperar 40 días en observación para comprobar que no estaba enfermo. Se resalta el hecho de que hubo regiones donde la peste no se manifestó, atribuyéndosele posteriormente al tipo sanguíneo que predominaba en los habitantes de esos lugares. Por otro lado, en Milán, donde la plaga no se desarrolló, se cuenta que el obispo de entonces hizo tapiar la casa de la familia donde primero se manifestó la enfermedad, con todo y los cadáveres adentro.

La causa de la plaga le fue atribuída a fuerzas malignas sobrenaturales y a castigo de Dios. La muerte rondaba a su antojo matando sin favoritos, pobres o ricos, hombres y mujeres;

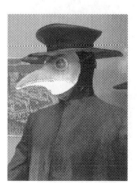

los encumbrados quisieron culpar a los desplazados sociales, específicamente los leprosos y demás indigentes. En un momento llegó a culparse a los judíos de haber envenenado el agua de consumo y muchos fueron quemados vivos en grupos.

Médico alemán con vestimenta para prevenir la peste (siglo XVII). El pico es una máscara de gas primitiva, rellena con sustancias que se creía alejaban la peste.

Registro no.0007105-15, 2011. Sto. Dgo. Rep. Dom. acalfau@yahoo.es

La culpa recayó sobre ellos porque la peste no los afectaba, o los afectaba menos; lo cierto era que debido a sus hábitos culturales y diferentes costumbres de higiene, los judíos se mantenían de cierta forma, al margen de la promiscuidad reinante.

La peste entra a Europa en 1343 arrasando los primeros diez años y permaneciendo endémica en Europa durante los siguientes tres siglos, período este en que el amenazador fantasma de la peste rondaba en la mente de los habitantes del mundo civilizado y que los dejaría marcados para el porvenir.

La enfermedad desapareció de forma gradual; en 1670, se verifica un brote en Inglaterra bautizado como "la gran plaga" y donde murieron entre 60,000 y 100,000 personas.

En 1720, se registra en Marsella la última manifestación de la enfermedad.

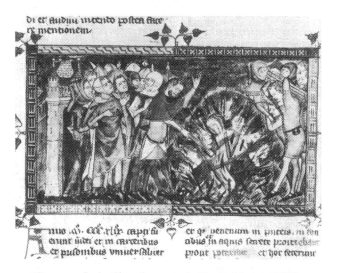

Quema de judíos durante la Peste Negra. 1349.

Posteriormente a esta última manifestación, la enfermedad desaparece de Europa sin causa aparente, entendiéndose a la postre, que ello se debió quizás, al surgimiento de una visión diferente en cuanto a normas de higiene y conducta social. Las casas se dividieron en habitaciones, la cocina se sacó de la vivienda y se les puso piso de concreto, con lo que por ende, se reducía considerablemente la insalubridad y el hacinamiento.

El hombre empezó a preocuparse por la pulcritud del aseo, tanto personal como ambiental.

Las continuas invasiones foráneas establecieron nuevas costumbres culturales en la sociedad europea, entre ellas, se retomó el hábito del baño personal diario.

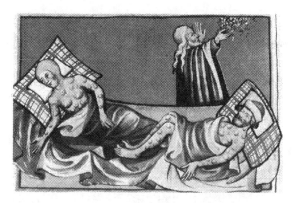

La peste negra en la Biblia de Toggenburg. 1411

Paralelamente, se produjo el desplazamiento gradual de la rata negra por parte de la rata gris (*Rattus norvegicus*) la cual invade Europa por el norte, proveniente de Asia central a través de barcos rusos. Esta rata gris no solo es más corpulenta y fuerte que la rata negra sino que también la pulga que la parasita es menos eficaz, como vector de la peste, que la pulga que parasita a la rata negra.

Hacia el año 1894, durante un brote de peste bubónica en China, el bacteriólogo franco-suizo Alexandre Yersin del Instituto Pasteur, logró aislar el microorganismo causante de la enfermedad: una bacteria a la que nombró *Pasteurella pestis*, la cual fue renombrada posteriormente en el 1967, *Yersinia pestis*, en honor a su descubridor. Yersin descubrió que este microorganismo infecta las ratas mediante un vector, la pulga de la rata (*Xenospsylla cheopis*); demostró que la peste es una enfermedad natural de los roedores, siendo las ratas el principal reservorio de la enfermedad.

Tras ser infectadas, la mayoría de las ratas mueren, pero un pequeño porcentaje consigue sobrevivir, quedando como una fuente de *Y. pestis*. La pulga chupa la sangre de un animal infectado e ingiere a la vez células de *Y. pestis*, las cuales se multiplican en su intestino y son transmitidas a otra rata o al hombre en la siguiente picadura de la pulga. Este brote de peste bubónica en China fue causado, según investigaciones posteriores al uso de la piel de ardillas en la confección de abrigos y prendas de vestir, las cuales transportaban, la pulga causante de la enfermedad.

El ejemplo de cómo se controló la peste bubónica encierra una gran enseñanza para todo aquel que se embarque en el campo del conocimiento del control de las plagas domésticas.

Este caso específico correspondiente al accionar de la rata, presenta cómo ésta se desarrolló a su antojo, aprovechándose de la promiscuidad, el hacinamiento y las deplorables condiciones de vida predominantes en esos tiempos; se controló espontáneamente en el discurrir del tiempo al cambiar las condiciones que favorecían su desarrollo. La sociedad cambió sus malas costumbres en sentido general, principalmente le dio importancia al aseo personal y al de su vivienda y también a la superación personal; el pensamiento del hombre varió y su mente evolucionó hacia la búsqueda de la sabiduría y el desarrollo, constituyendo esos tiempos, el germen del alcance de la civilización actual.

Se puede puntualizar que entre las consecuencias de mayor trascendencia histórica de la peste bubónica están, el haber sentado las bases de la sanidad o salud pública y el haber favorecido el nacimiento de las corrientes protestantes y de la libertad de credo.

Registro no.0007105-15, 2011. Sto. Dgo. Rep. Dom. acalfau@yahoo.es

En el aspecto económico, esta plaga propició el desarrollo del capitalismo, el cual ocupó el lugar del feudalismo en los procesos productivos.

Tratamiento contra la peste

Hoy en día, la manifestación de la peste bubónica sigue siendo una amenaza; la OMS cita que anualmente se producen entre 1,000 y 3,000 casos a nivel mundial. Geográficamente ha identificado ciertas zonas de África, Suramérica, Asia y oeste de los EEUU donde la enfermedad es endémica.

Las personas con peste necesitan tratamiento inmediato ya que si no se trata dentro de las 24 horas siguientes al desarrollo de los síntomas iniciales, la muerte puede ser inevitable. El tiempo de incubación para la peste bubónica es de uno a siete días, mientras que para la neumónica de uno a cuatro y muchas veces menos.

Los signos y síntomas iniciales de esta enfermedad pueden ser inespecíficos e incluir fiebre, escalofríos, malestar general, mialgias, nausea, postración y dolores de garganta y cabeza.

El tratamiento contra la peste incluye la utilización de antibióticos, siendo la estreptomicina el preferido; en ausencia de éste puede utilizarse otros como la gentamicina, doxiciclina o ciprofloxacina.

Generalmente, también se necesita oxígeno, líquidos intravenosos y soporte respiratorio.

Los pacientes con peste pulmonar o neumónica deben ser aislados rigurosamente de otros pacientes. osamente y se les suministran antibióticos como medida preventiva. Sin tratamiento médico, aproximadamente del 50 al 90% de aquellas personas con peste bubónica, y casi todas las personas con peste pulmonar, mueren. El tratamiento reduce la tasa de mortalidad al 50%.

Cualquier caso de esta enfermedad debe ser informado a la autoridad sanitaria local, quien debe notificarlo a la OMS.

Registro no.0007105-15, 2011. Sto. Dgo. Rep. Dom. acalfau@yahoo.es

Leptospirosis

La leptospirosis, llamada también *ictericia hemorrágica* o enfermedad de Weil, es una enfermedad febril, distribuida mundialmente, que se presenta con más frecuencia en los países de clima subtropical o tropical húmedo, causada por la exposición a varios tipos de la bacteria *Leptospira*, la cual se puede encontrar en climas cálidos y en aguas dulces que han sido contaminadas por la orina de animales reservorios. A menudo se manifiesta en época de inundaciones, en zonas de desastres o donde se complica el control de la salubridad.

La manifestación de la enfermedad en los seres humanos varía de leve a letal. La leptospirosis probablemente se pase por alto y es subnotificada en muchos países pues resulta difícil el diagnóstico clínico.

En ratas, predomina la *Leptospira interrogans* la cual se aloja en los riñones del roedor y alcanza el exterior a través de la orina. El contagio puede ser por simple contacto con la piel, especialmente si está irritada, o de las membranas mucosas con agua, tierra húmeda o vegetación contaminada con la orina de animales infectados. También se transmite por contacto directo con la orina o los tejidos de animales portadores, o al consumir alimentos contaminados y, una que otra vez, por inhalación de gotitas de aerosol de líquidos infectados.

Los animales que más comúnmente portan las diferentes variedades de la leptospira son: las ratas, los cerdos, el ganado bovino, los perros y los mapaches; aunque pueden estar presentes también en otras especies.

El tiempo de incubación, es decir, desde que la bacteria penetra al cuerpo hasta que aparecen los primeros síntomas, va de 2 días a 4 semanas. La enfermedad puede presentarse en forma brusca, con síntomas similares a los de la gripe: fiebre, dolor de cabeza, mialgia (dolores musculares) principalmente en las pantorrillas y la región lumbar, malestar general o postración,

Registro no.0007105-15, 2011. Sto. Dgo. Rep. Dom. acalfau@yahoo.es

náuseas o vómitos, dolor abdominal, diarrea y artralgia (dolor en las articulaciones).

Como medida preventiva, debe evitarse el contacto directo con aguas de dudosa calidad y cocinar bien los alimentos. .

Tratamiento

El tratamiento es en base al uso de antibióticos: penicilina, cefalosporina, lincomicina o eritromicina. Es esencial emprender el tratamiento lo antes posible y de forma rápida ante la manifestación de los síntomas.

Control de roedores

A pesar de todos los esfuerzos hechos por el hombre para acabar con las ratas y ratones, la población de estos no disminuye, aumenta. Trampas, trucos, fuego y venenos de todo tipo utilizados para su exterminio han resultado solamente soluciones temporales, demostrando la experiencia que solo mediante una mejor higiene es que puede reducirse la población de estos roedores; y es que lo que determina su tasa demográfica es la capacidad del ambiente de ofrecerles alimento, agua y refugio.

Control Cultural

- Mantener el orden y la limpieza.
- Manejo adecuado de los desperdicios.
- Contenedores de basura cerrados.
- Los alimentos, tanto de consumo como de almacenamiento, colocarlos en recipientes herméticos.
- Tapar los alimentos cocinados que no se van a consumir.
- Lavar platos y utensilios inmediatamente después de haberlos usado.

Registro no.0007105-15, 2011. Sto. Dgo. Rep. Dom. acalfau@yahoo.es

- Guardar granos y forrajes en contenedores cerrados.
- No dejar expuestos platos con comidas para animales.
- Eliminar todo tipo de objetos que puedan servir como refugio para anidar (chatarra, escombros, etc.).
- Tapar hoyos, cuevas, poner rejillas a los desagües, etc.
- Evitar aguas que ellos puedan beber. El asunto es establecer estrategias de manejo del ambiente basadas en el conocimiento de las necesidades, costumbres y entorno de los roedores. Técnicas basadas en que los roedores no encuentren alimentos o agua ni sitios donde anidar o refugiarse. En áreas urbanas, esto comprende realizar una correcta contención y eliminación de desechos.

Control Químico

Se realiza utilizando sustancias químicas que eliminan roedores (raticidas), las cuales pueden ser líquidas, sólidas o gaseosas, y actuar por ingestión o inhalación. El uso de raticidas gaseosos es muy delicado y peligroso, siendo más recomendable, seguro y efectivo utilizar formulaciones que actúen por ingestión.

Raticidas gaseosos; OJO

El asunto del raticida gaseoso es una historia larga, resumamos.

Los productos gaseosos son eficientes en el tratamiento de mercancías que han de exponerse en un momento determinado a una inspección sanitaria (furgones, bodegas de barco, cargamento de maderas, etc) y la cual conlleva la expedición de un certificado sanitario. No queriendo esto decir que horas después esa mercancía no pueda contaminarse nuevamente. Entonces, aplicar veneno gaseoso contra plagas domésticas, podría ser una solución pírrica; no solo por su mayor costo, el peligro para los aplicadores y los daños al ambiente, sino

Registro no.0007105-15, 2011. Sto. Dgo. Rep. Dom. acalfau@yahoo.es

también porque no hay la menor garantía de que la plaga no vaya a establecerse de nuevo.

Utilización de cebos

La manera más efectiva de controlar los roedores es mediante la utilización de cebos. Un cebo es una comida o sustancia que simula serlo, que se utiliza con la finalidad de atraer animales para atraparlos o eliminarlos.

Actualmente, se consiguen en el mercado diferentes cebos listos para su uso y que no atraen a otras especies animales. Vienen peletizados y parafinados, o sea, preparados con cera en pellets, bloques y/o bolitas; incluso que pueden mojarse.

Como vienen ya listos par su uso, no hay necesidad de manosear el veneno. También los hay en polvo, menos fáciles de manipular.

Básicamente, hay dos tipos de raticidas que actúan por ingestión; unos actúan de forma rápida produciendo la muerte de un solo bocado y al instante; los otros son de acción lenta, la muerte llega al animal tiempo después de haber consumido una o varias veces el cebo.

Raticidas de acción rápida

Pertenecen a este grupo aquellos productos que eliminan los roedores rápidamente, en cosa de minutos. Tienen la desventaja de producir aversión al cebo, ya que al morir rápidamente, los demás animales de la colonia pueden identificar lo que eliminó a su compañero, y no lo comerán jamás. Son raticidas de acción rápida: *fosfuro de zinc; sulfato de talio, fluoroacetato de sodio, escila roja, carbonato de bario, sulfato de estricnina, Alfa -naftol- tiourea, tiosemicarbazida* y gases tóxicos.

Debido a que muchos de los cebos envenenados se aplican en el exterior, para evitar accidentes, se recomienda no utilizarlos, cuando no contengan un emético. (Emético: que produce

Registro no.0007105-15, 2011. Sto. Dgo. Rep. Dom. acalfau@yahoo.es

vómito). Los raticidas más recomendados para ser usados en el exterior, bajo adecuada supervisión, son la escila roja (*Ungínea marítima*) y los venenos anticoagulantes debido que poseen un efecto emético en el hombre y en los animales domésticos, no así en las ratas, ya que éstas no poseen el reflejo del vómito.

Comercialmente, no es común en la actualidad conseguir en el mercado raticidas de acción rápida.

En la República Dominicana se ha establecido la practica de comercializar un supuesto raticida de acción rápida denominado "tres pasitos", un producto granulado que se mezcla con algún tipo de comida y que mata sumamente rápido, no solo a las ratas sino también a cualquiera que lo consuma. El aludido *tres pasitos* no es más que un potente y sumamente tóxico nematicida (usado contra nemátodos de suelo) agrícola, cuyo nombre genérico es *Aldicarb;* se comercializa con el nombre comercial de *Temik* y pertenece al grupo de los carbamatos. Se usa como raticida porque acaba con la rata, pero no se fabrica como raticida. El aldicarb es el pesticida con la dosis letal más baja en el mercado y su uso esta prohibido en la Unión Europea, Estados Unidos y Canadá. El aldicarb (*Temik*), tiene una dosis letal de 1mg/Kg. y el riesgo para el hombre es sumamente alto.

Raticidas de acción lenta. Anticoagulantes

Son substancias químicas que al ser ingeridas en dosis relativamente bajas en un período de varios días, son mortales para los roedores, mientras que igual cantidad total en una sola dosis no provoca daños ni síntomas significativos (Craabtree, 1950).

Entre sus ventajas se destacan:

- El roedor no descubre ni objeta la presencia del anticoagulante en el cebo.
- No hay desconfianza post ingestión de dosis sub letales.
- Son efectivos en cebos de bajo costo.

- Son poco peligrosos para el hombre y existe un antídoto, la vitamina K.

En la actualidad, a los raticidas anticoagulantes se les clasifica en raticidas anticoagulantes de primera y de segunda generación, dependiendo del número de dosis que los roedores necesitan para ser eliminados.

Los de primera generación son los llamados de dosis múltiple, ya que el roedor, para morir, debe ingerir varias dosis consecutivas diariamente, por lo menos durante cinco días. La muerte se produce entre el 4° y 9° día después de iniciado el cebado sistemático, por esta razón, son venenos que otorgan cierta seguridad, ante otros animales que no interesa controlar, ya que para que éstos se intoxiquen deberían consumir el cebo en forma permanente, lo cual es poco probable (*Ortiz*, 1988). Dentro de este tipo de raticidas está la *warfarina*, el *cumatetralyl*, y la *clorofacinona*.

La warfarina, derivado de la serie *4 hidroxicumarina [3 (1 fenil – 2 atetil) 4 hidroxicumarina]* fue el primer anticoagulante desarrollado como raticida en el año 1950 y hasta hoy sigue siendo el más usado. Sin embargo, se ha identificado en algunas colonias de roedores, resistencia a este producto.

El *cumatetralyl* (*Racumin*) es un anticoagulante muy usado para eliminar a las tres especies de roedores domésticos. Se ha demostrado que este raticida elimina a las ratas noruegas resistentes a la warfarina (*Brooks y Rowe*, 1979).

La *clorofacinona* es un derivado de la *indandiona*, siendo mucho más tóxica que la warfarina en la rata noruega y en el ratón doméstico. Se emplea en cebo y pellets parafinados en una concentración 0.005% (*Brooks y Rowe*, 1979). Su mecanismo de acción consiste en inhibir la coagulación sanguínea ya que bloquea la formación de protrombina: además desacopla la fosforilación oxidativa. En general, es menos tóxica que la warfarina en el humano y en animales domésticos como perros, gatos y cerdos.

Registro no.0007105-15, 2011. Sto. Dgo. Rep. Dom. acalfau@yahoo.es

Los raticidas anticoagulantes de segunda generación actúan con una sola dosis causando la muerte varios días después. Esto se debe a la gran potencia raticida del ingrediente activo. Dentro de éstos están: *brodifacoum, difenacoum y bromadiolone* (Piédrola y Amaro, 1988).

CARACTERÍSTICAS DE RATICIDAS ANTICOAGULANTES

VENENO	DOSIS LETAL MG/KG	% EN CEBO	RIESGO PARA OTROS ANIMALES
warfarina	1.00	0.025	ligero
difacinona	0.50	0.025	ligero
brodifacoum	0.25	0.005	moderado
romadiolone	0.25	0.005	moderado

La información del cuadro precedente indica que resulta más conveniente utilizar raticidas preparados en base los anticoagulantes *brodifacoum* y *bromadiolone*.

Raticidas biológicos

Otro tipo de raticidas más modernos actúan biológicamente, básicamente diseminando entre las colonias de roedores, infecciones, enfermedades, etc. que los enferma y luego mueren a causa de la enfermedad. Cuando un roedor los consume, se enferma y trasmite la infección a los demás miembros de su colonia. Son muy efectivos, su manejo requiere de más cuidado y su desventaja es ser más caros.(Biorat)

Otros métodos de control

Existen otros métodos de control de roedores, (mecánicos, de ultrasonido, aplicación de fuego, etc.) a los cuales preferiblemente es mejor no abocarse.

Registro no.0007105-15, 2011. Sto. Dgo. Rep. Dom. acalfau@yahoo.es

El uso del ultrasonido, además de que su efectividad es cuestionable, produce daños inespecíficos al organismo animal afectando principalmente el sistema nervioso.

La utilización de ratoneras y trampas pegajosas es sumamente traumática, no solo para los ratones sino también para quien los utiliza. Además, los roedores aprenden rápidamente el peligro que esos accesorios les representan.

También hay quien aplica gasoil a las cuevas de las ratas lo cual las ahuyenta, pero las deja vivas.

Los predadores naturales de los roedores son las culebras, los gatos y los búhos.

Conclusión

Una forma eficiente de controlar a ratas y ratones es mediante la utilización de cebos parafinados preparados en base a anticoagulantes de segunda generación. El truco básico para la eliminación física de las ratas y ratones es ser eficiente en la distribución del cebo, el cual debe ser colocado en los lugares por donde acostumbren merodear los roedores y donde preferiblemente no tengan acceso niños ni animales domésticos. El cebo debe colocarse en varios puntos, sobre la ruta que transitan o defecan los roedores. Si acaso el roedor no quiere consumir un cebo, cambie el cebo. Si se lo comen todo, repóngalo: cuando dejen de comer es señal de que murieron. Al poner el cebo con fines de control, se recomienda dejar la menor cantidad de restos de comida que el roedor pueda comer, para que se vea obligado a comer el cebo.

De seguir esta recomendación, el problema del ataque de las ratas y ratones se resuelve sin mayor trauma que el del mal olor producido por la muerte de un ejemplar en algún sitio inaccesible que dificulte la eliminación de los restos.

La única solución para el mal olor de una rata muerta, si no se puede recoger el cadáver, es soportar el hedor hasta que se

Registro no.0007105-15, 2011. Sto. Dgo. Rep. Dom. acalfau@yahoo.es

seque el cadáver. Un paliativo sería la aplicación de olores más fuertes que disimulen el mal olor.

Intoxicación por raticidas

Los raticidas de acción lenta o anticoagulantes, actúan inhibiendo la acción de la vitamina K, de la cual dependen varios factores coagulantes de la sangre. El hígado es el encargado de sintetizar la vitamina k, por ello, en enfermedades del este órgano podemos observar una sintomatología parecida a la intoxicación con anticoagulante.

Los signos tardan de 2 a 5 días en manifestarse en lo que se agotan los factores de coagulación y la vitamina K.

La intoxicación aguda puede producir muerte repentina por colapso vascular o hemorragia cerebral, pericárdica o torácica, sin signos previos. En otros casos (intoxicación subaguda), hay síntomas de un fallo de la coagulación, como son: hemorragias múltiples petequias o equimosis (pequeños hematomas en piel y mucosas), materia fecal con sangre, hematuria (orina con sangre), epistaxis (sangrado por nariz de origen pulmonar), hemotórax (colecta de sangre en tórax), hematemesis (vómitos con sangre), hemorragia pulmonar, etc.

Si la intoxicación es con raticida de acción rápida, hay que saber cual veneno actuó. Si fuera el tres pasitos, hay que actuar rápido, usar sulfato de atropina como antídoto; seguir las instrucciones para intoxicación por órgano fosforados.

En todos los casos de intoxicación es indispensable el concurso de un facultativo médico.

Curiosidades referentes a ratas y ratones

La inteligencia que manifiestan los roedores los hace particularmente hábiles en la búsqueda de sus alimentos y en su defensa contra el peligro:

- Las ratas tienen su propia organización social y sobre los individuos más antiguos, llamados *exploradores*, recae la responsabilidad de la identificación de las fuentes de alimentos; a estos les corresponderá morir primero ante la aplicación de cebo raticida (es común que después de colocar cebo raticida, la primera rata en morir suele ser de gran tamaño).
- Poseen la habilidad natural de identificar las trampas.
- Reconocen el veneno de acción rápida (como el tres pasitos) y jamás lo consumirán.
- Pueden subir por una pared o correr por un cable o soga; nadar kilómetros y penetrar los edificios por la tubería de los inodoros. Se lanzan desde alturas considerables sin que nada les suceda.
- Son inmunes a las radiaciones atómicas. Entre los sobrevivientes a las bombas atómicas de Hiroshima y Nagasaki se descubrieron ratones y cucarachas.
- Son expertos ladrones, ingeniándose la más variada práctica de suertes para dejar al hombre con las manos en la cabeza. Se roban un huevo entre dos: uno abraza el huevo con las cuatro patas y el otro lo hala por la cola que agarra con la boca, arrastrándolo
- hasta la madriguera. El aceite de una botella lo sacan parándose en la boca de la botella y metiendo el rabo, que luego lamen. La harina se la roban revolcándose en ella y luego se la sacuden en sus escondrijos
- Se les utilizaba en un tipo de tortura atribuida a los mongoles, éstos amarraban una olla de metal con una rata dentro al abdomen de la victima y luego calentabanla olla. Al no tener por donde salir el roedor comenzaba a devorar el vientre del torturado.
- A través de su orina transmiten la *Leptospirosis*; con las pulgas que la parasitan propagan el tifus y la peste bubónica; con la mordida pueden causar el tétanos, la hidrofobia, la triquinosis y la salmonelosis.

Registro no.0007105-15, 2011. Sto. Dgo. Rep. Dom. acalfau@yahoo.es

- Son inmensamente lujuriosos. Experimentos realizados con 20 machos y una hembra mostraron que la copularon hasta la muerte y continuaban haciéndolo con el cadáver.

- En algunos casos se ha demostrado que la rata hembra es capaz de mantener en su organismo el semen activo del macho, para que pasada la gestación y después de tener a sus crías, fecundarse a sí misma.

- Millones de ratones son usados anualmente alrededor del mundo en diferentes tipos de experimentos de laboratorio, especialmente con fines médicos y psicológicos. Sus tejidos se asemejan grandemente a los tejidos humanos por lo que son utilizados para estudiar la respuesta de nuevas medicinas y alimentos en las personas.

- Científicos indonesios y estadounidenses descubrieron en las últimas expediciones en Indonesia, una nueva especie de rata gigante nunca vista antes. Esta rata tiene un tamaño cinco veces superior al normal y pesa casi dos kilos. No le tiene miedo al ser humano.

- En la India, en la ciudad de Deshnok, existe un templo muy especial llamado Karni Mata donde viven unas 20.000 ratas. En este templo las ratas son sagradas reencarnaciones de Karni Mata, y sus seguidores son los *sadhus*, hombres santos del hinduismo. En la mitología hinduista se dice que Karni Mata, una reencarnación de la diosa Durga que vivió en el siglo 14, pidió a Yama, dios de la muerte, que devolviera la vida al hijo de un trovador. Al negarse este dios, Karni Mata reencarnó a todos los trovadores muertos en ratas, privando así a Yama de esas almas humanas. El sacerdote encargado del templo las alimenta dándoles granos y leche, y los peregrinos llevan ofrendas alimentarias; cuando suena la campana, se realiza la ofrenda. Las ratas bien alimentadas solo corretean por la comida y los

Registro no.0007105-15, 2011. Sto. Dgo. Rep. Dom. acalfau@yahoo.es

peregrinos consideran una bendición poder probar estos alimentos.

- Las ratas también son consumidas por los seres humanos e incluso se sirven en restaurantes. En algunas regiones de la India, China y África su consumo es habitual. En la India, las autoridades de Bihar están promoviendo el uso de la rata como recurso alimenticio, con lo que pretenden mejorar la calidad de la dieta de la población y disminuir la población del roedor, el cual se agencia hasta el 50% del arroz almacenado.

- En Shenzhen, China, la rata se vende en restaurantes y al detalle; a pesar de las campañas de salud pública que llaman a evitar la práctica de su consumo, éste aumenta. En África, desde Senegal hasta Sudan, suelen consumir ratas, especialmente la "rata de Gambia" (*Crycetomis spp.*), la cual incluso crían en cautiverio y las entrenan para detectar campos minados.

Registro no.0007105-15, 2011. Sto. Dgo. Rep. Dom. acalfau@yahoo.es

----- ~⚜~ -----

Capítulo 5

El mosquito

La evidencia fósil mas antigua descubierta, demuestra que el mosquito vivía hace 110 millones de años: fue hallada en España atrapada en trozos de ámbar. No obstante, la presencia del mosquito sobre la Tierra se estima en más de trescientos millones de años, rondando los períodos Devónico y Carbonífero, en los cuales se tiene constancia de la existencia de especies aladas.

En los tiempos actuales, el mosquito representa la plaga doméstica relacionada al mayor número de muertes por enfermedades transmisibles en nuestro planeta. Más de 300 millones de personas se enferman de malaria anualmente; más de un millón muere. Por encima de 50 millones se contagian de dengue, de esas más de 50,000 mueren. Además, los mosquitos transmiten la filariasis o elefantiasis que aunque no mata, incapacita al enfermo; esta enfermedad reporta más de cinco millones de casos anualmente. Otra enfermedad trasmitida por el mosquito es el *virus del Nilo Occidental*, que puede ser confundido con la gripe, pero puede causar la muerte con sus variantes que producen *meningitis y encefalitis*.

Los inicios del control del mosquito

Revisemos ahora la historia del control del mosquito, molestoso insecto que viene matando gente desde hace mucho tiempo y que sigue haciéndolo, atendiendo a su capacidad de multiplicación en el entorno de los seres humanos.

La malaria o paludismo es una enfermedad infecciosa parasitaria muy antigua. Existen datos que sugieren su presencia en el hombre prehistórico; se describe en papiros egipcios. En los

----- ~⚜~ -----

Registro no.0007105-15, 2011. Sto. Dgo. Rep. Dom. acalfau@yahoo.es

mitos chinos es representada como la acción conjunta de un trío de demonios: uno con un martillo (símbolo del dolor de cabeza), otro con un cubo de agua fría (alegoría de los escalofríos), y otro con un horno ardiente (representando la fiebre).

Por otro lado, la primera epidemia de fiebre amarilla sufrida por los europeos ocurrió en La Española (Santo Domingo), en el año 1494, propagándose la enfermedad hasta la población indígena y continuando su acción mortífera hasta el año 1496, diezmando a los integrantes de las nuevas expediciones colonizadoras. En esa ocasión, la enfermedad fue nombrada *modorra pestilencial*.

Un historiador describió este mal poéticamente; haciendo un paralelo con la peste negra, planteaba que si, "aquélla cabalgaba cual jinete gigantesco, en caballo negro, ésta lo hacía sobre bestia amarilla, ocasionando la muerte a aquéllos que osaban trasponer el Océano".

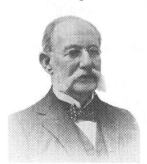

Corría el año 1879 cuando el médico cubano, buen católico ferviente, Carlos Juan Finlay y Barrés, se plantea estudiar minuciosamente a los mosquitos, motivado, según cuenta una anécdota, por la molestia del zumbido de uno de ellos, una noche, mientras rezaba el Rosario. Finlay nació en la ciudad de Puerto Príncipe (actual Camagüey), Cuba, el 3 de diciembre de 1833. Realizó estudios de medicina en Francia, así como en Filadelfia, Estados Unidos, donde tuvo como profesor a Kearsly Mitchell, uno de los pioneros de la teoría de la actuación de los gérmenes, como agentes patógenos.

A Finlay, llamado con burla por los médicos americanos de entonces, "el hombre de los mosquitos" o "el loco que persigue mosquitos", es a quien corresponde la gloria de haber descubierto que el mosquito *Culex* o *Stegomyia,* como era llamado en ese entonces el *Aedes aegypti*, era el agente transmisor de la fiebre amarilla, lo que además abrió el camino hacia la determinación de la participación de vectores en la transmisión de otras enfermedades.

Dos años después y sin nombrar al insecto, porque aún no había realizado las pruebas, en la Conferencia Internacional de Sanidad, celebrada en Washington D.C., en febrero de 1881, habló de su hipótesis de un agente transmisor de la fiebre amarilla, ajeno a la enfermedad y al enfermo. Su declaración fue recibida fríamente. Nadie formuló una sola pregunta. De regreso a Cuba, en junio de 1881, hizo que un mosquito *Aedes aegypti* hembra, infectado, picara a un voluntario sano, para experimentalmente reproducir la enfermedad. Repitió la experiencia en otros cuatro casos. Volvió a repetir la prueba en otros 4 casos y todos enfermaron. Conociendo él cuáles eran las etapas más y menos peligrosas de la enfermedad, tuvo la precaución de no provocar casos en los que la vida de los sujetos corriera peligro. Descubrió también que el individuo picado una vez por un mosquito infectado, quedaba inmunizado contra futuros ataques. De allí nació la sueroterapia de la fiebre amarilla: inyecciones subcutáneas de suero de individuos inmunizados.

En agosto de ese año, habiendo ya comprobado su hipótesis, presentó ante la Academia de Ciencias Médicas de La Habana su trabajo "El mosquito, hipotéticamente considerado como agente transmisor de la fiebre amarilla". No le hicieron caso y ese trabajo fue dejado sobre la mesa para una futura revisión.

Veinte años pasarían durante los cuales, millones de personas enfermaron y de esas, cientos de miles murieron en Estados Unidos, Cuba, México, Brasil, Panamá y Venezuela, antes de que la teoría de Finlay fuera tomada en cuenta.

En esos tiempos, Cuba estaba bajo dominio español, y a partir del 1898, bajo protectorado de Estados Unidos, quienes se empecinaban en buscar la causa de enfermedad por otras direcciones. Varias comisiones médicas norteamericanas habían sido enviadas a la Isla a estudiar el mal. La última de ellas conocida como la *U.S. Army Yellow Fiver Commission*, integrada por su comandante Dr. Walter Reed, los doctores militares americanos Jesse W. Lazear y Lewis Carrol y el Dr. Arístides Agramonte, cubano, tenía como objetivo estudiar la posible relación de la enfermedad con el *Bacillus icteroides*, considerando válida la teoría del medico italiano Giuseppe Saranelli, quien lo había reportado en 1887 en Montevideo, como causante de la misma y que establecía el aparato respiratorio como la vía de entrada al cuerpo humano. No había relación alguna; la gente seguia muriendo mientras la susodicha comisión se empecinaba en ignorar la tesis del Dr. Finlay.

En el año 1900, habiendo resultado infructuosos los estudios, el entonces regente de Cuba, general Leonard Wood, solicitó a la comisión que probara la "teoría de Finley", quien para ese entonces había seguido estudiando y tenía ya 104 casos probados. El 1ro de agosto de ese año, el Dr. Finlay entregó a la comisión, no solo el estudio de hacía veinte años, sino también huevos del mosquito *Aedes* y los expedientes de los 104 experimentos que ya llevaba realizados. Les explicó cómo realizarlos cuidadosamente.

Comenzaron su trabajo el día 11 de agosto, pero sin creer en los postulados de Finlay. El Dr. Reed se ausentó a un congreso sanitario en Indianápolis. El Dr. Carroll y el soldado William D. Sean, se dejaron picar en broma por mosquitos infectados. Ambos enfermaron con síntomas de fiebre amarilla y ambos sobrevivieron. El 13 de septiembre el Dr. Lazear, de 34 años, aplicaba mosquitos a voluntarios, cuando uno de los insectos infectados se le escapó y se posó en su mano. Se 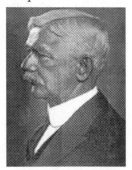 dejó picar; murió de fiebre amarilla el día 25. El Dr. Reed, quien ya llevaba un mes fuera de Cuba sin ocuparse de la investigación, fue cablegrafiado: la "teoría" del Dr. Finlay había quedado demostrada. Curiosamente, ciertos circulos científicos atribuyen al Dr. Reed, el mérito del descubrimiento realizado por el Dr. Finlay.

Paralelamente, el Dr. William Crawford Gorgas (1854-1920) médico militar norteamericano, honesto y de recio carácter, había llevado a cabo en Santiago de Cuba una gran labor de saneamiento pero no había podido aun erradicar la fiebre amarilla; tenia el cargo de *Jefe Superior de Sanidad* en La Habana desde diciembre de 1898. Tampoco creía en la teoría de Finlay.

A pesar de haber limpiado y saneado La Habana, los casos de fiebre amarilla entre los soldados de la ocupación aumentaban en lugar de disminuir. En su afán, solicitó colaboración al Dr. Finlay a fin de que le ayudara a conseguir médicos cubanos familiarizados con la fiebre amarilla.

Así se estableció la *Comisión Cubana de la Fiebre Amarilla*, la cual incluía a Finlay y quien no podía convencer a Gorgas de aplicar sus preceptos: *guerra al mosquito y aislamiento de los enfermos*.

Cuando al fin Gorgas decidió probar los planteamientos de Finlay, la fiebre amarilla desapareció de la Habana en sólo 7 meses.

En 1902, Cuba obtiene su independencia, aunque bajo el protectorado de E.U. El Dr. Finlay es nombrado jefe de sanidad de la Isla, cargo que desempeña hasta 1909 cuando se retira. En 1905, la isla de Cuba fue declarada libre de fiebre amarilla.

Por otra parte, la construcción del Canal de Panamá, iniciada por los franceses en 1880, estaba detenida desde 1890; había fracasado debido, básicamente, a la manifestación de dos enfermedades tropicales: la malaria y a la fiebre amarilla, las cuales causaron alrededor de 20,000 bajas entre la población obrera.

La zona escogida para la realización del proyecto era pantanosa y húmeda; en ella se verificaban las condiciones ideales para la multiplicación del mosquito. Los americanos sabían que para poder concluir dicha empresa, era imperioso, obligatorio, el control de esas enfermedades.

Registro no.0007105-15, 2011. Sto. Dgo. Rep. Dom. acalfau@yahoo.es

El reinicio de la construcción del canal se efectúa en mayo del 1904; el 20 de junio de 1904, Gorgas arriba a Panamá como encargado de sanidad de la Zona del Canal, ya bajo el dominio estadounidense. Aplicó allí los mismos principios indicados por Finlay.

Su operativo en las ciudades de Panamá y Colón incluyó la colocación de mallas (escrines) en puertas y ventanas, implantó potabilizadores de agua, con lo que eliminó la necesidad del almacenamiento doméstico del líquido, que pudiera servir como criadero del mosquito. Igualmente, se dió inicio al alcantarillado de ambas ciudades, así como a la pavimentación de las calles. Como resultado de todas estas medidas, la Fiebre Amarilla fue erradicada del Istmo. El 11 de noviembre de 1905 se reportó el último caso en la ciudad de Panamá.

La malaria, por su parte, continuaba causando estragos. Durante 1905, el primer año de labores por parte de Estados Unidos, casi toda la fuerza laboral norteamericana, incluido Gorgas, contrajo la malaria.

Hacia el 1898, el médico y entomólogo escocés Ronald Ross había identificado al mosquito anofeles como el transmisor de la malaria; este descubrimiento le valió el Premio Nobel de Fisiología y Medicina en 1902.

Una vez más, Gorgas recurrió a lo aprendido en Cuba con Finlay, a sabiendas que el mosquito anófeles no puede volar muy lejos sin posarse sobre algún tipo de vegetación, se limpiaron áreas de 200 yardas de ancho alrededor de los lugares donde vivía y trabajaba la gente. Se drenaron extensas áreas de pantanos, se abrieron aproximadamente mil millas de zanjas de tierra y otras 300 de concreto, se colocaron piedras a lo largo de las cunetas y cavaron casi 200 millas de drenajes con losa, se cortaron cientos de tareas de vegetación y miles de galones de aceite fueron vertidos en las aguas estancadas. Esporádicamente, se aplicaron unos 200 barriles de herbicida, una mezcla de ácido carbólico, resina y soda cáustica alrededor de los bordes de lagunas y corrientes de agua para evitar que la vegetación obstruyera la libre distribución del aceite vertido para bloquear las larvas. Para finales de 1906, Gorgas y su equipo médico habían controlado y reducido a su mínima expresión los brotes de Malaria y Fiebre Amarilla. La apertura del Canal de Panamá se realizó en 1914.

Durante la construcción del Canal de Panamá se verifica un ejemplo de control integral de una plaga, combinando un amplio programa de control de las condiciones que favorecían la reproducción del mosquito (control cultural), con la utilización de productos que bloqueaban mecánicamente su ciclo reproductivo.

Gorgas nada tuvo que ver con el descubrimiento del papel del mosquito como agente transmisor de la fiebre amarilla y el paludismo, pero tiene el mérito de haber aplicado en la práctica los mecanismos necesarios para controlar esas enfermedades. Debe apuntarse que en los tiempos de Gorgas, no se había desarrollado aun el uso de insecticidas; no sería hasta el 1939 cuando se descubre el efecto insecticida del DDT, que el mosquito adulto es atacado con éxito en extensas campañas de salud pública. A partir del DDT, la acción del control es dirigida hacia el insecto adulto, no como correspondió a Gorgas hacerlo, contra las condiciones que favorecían su multiplicación.

Clasificación de los mosquitos

Reino: *Animal.*
Filo: *Artrópodos.*
Clase: *Insecta o Hexápeda.*
Orden: *Díptera.*
Familia: *Culicidae.*
Géneros: *Aedes, Cúlex y Anófeles.*

Los mosquitos son insectos pterigotos que al igual que las moscas pertenecen al Orden *Díptera* (de: di o dis, que significa dos; y de pterón que quiere decir ala).

Registro no.0007105-15, 2011. Sto. Dgo. Rep. Dom. acalfau@yahoo.es

La particularidad morfológica de los insectos de este orden es poseer un único par de alas anteriores hábiles y un par de alas posteriores reducidas a unas estructuras llamadas "halterios" las cuales utilizan como órganos de balanceo durante el vuelo; presentan tres pares de patas, un par de antenas y aparato bucal picador-chupador.

De entre las más de ochenta familias que conforman el Orden Díptera, los mosquitos han sido clasificados en la Familia Culicidae, a la que pertenecen los tres géneros de mosquitos cuyas hembras se alimentan de sangre: *Aedes*, *Cúlex* y *Anófeles*.

Morfología del mosquito

La cabeza

La cabeza del mosquito es muy particular; está formada por un conjunto de estructuras con las cuales asegura la capacidad necesaria para realizar sus funciones de orientación y alimentación; está compuesta por los ojos, el aparato bucal y un par de antenas.

Los ojos

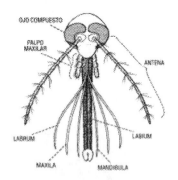

Los ojos son del tipo compuesto, facetado; constan de numerosas unidades visuales llamadas omatidios, son cónicos y la lente es externa, lo que le confiere ágil visión a muy corta distancia (menor de dos metros). Objetivos a mayor distancia que la de la capacidad de sus ojos son detectados por las antenas. No tiene ocelos u ojos simples como otros insectos. El mosquito a la luz del día prácticamente no ve, desde el punto de vista de la visión animal; sin embargo, su capacidad visual esta muy por encima de la de los animales, incluyendo al hombre.

Las antenas

Las antenas cumplen con diferentes funciones: constituyen el órgano del olfato del mosquito con las cuales detecta el olor de las flores y plantas para su alimentación y de las zonas húmedas de cría o de los lugares donde poner sus huevos. Además, las antenas poseen la capacidad de identificar y captar sonidos como el del movimiento de las alas de la hembra, efecto que los machos perciben hasta 30 cms. Ejercen también la función del sentido del tacto. Las antenas también funcionan como receptores de calor, lo que le confiere al mosquito una especie de "visión térmica".

De esta forma, el mosquito ve la realidad con distintos colores dependiendo del grado de calor que perciba. Este tipo de percepción no depende de la luz, por lo que el mosquito puede detectar un vaso sanguíneo del cuerpo humano o animal en plena oscuridad. Asimismo, las antenas de los mosquitos tienen la capacidad de detectar una diferencia de temperatura de una milésima de grado centígrado.

La boca

La probóscide del mosquito está compuesta por el labio superior (labro), las mandíbulas, las maxilas con sus palpos maxilares, y el labio inferior (labium), con sus palpos labiales. Los palpos de las maxilas son los órganos sensoriales, destinados a buscar y seleccionar los alimentos. El espesor de esta estructura en su conjunto es menor que el espesor de un cabello humano. Su forma de operación (succión) se asemeja a la aguja de una jeringuilla; presenta variaciones considerables de una especie a otra, incluso entre individuos de diferente sexo de la misma especie, como es el caso de los mosquitos hematófagos;

solamente la probóscide de las hembras está capacitada para chupar sangre. El aparato bucal del macho de esas especies no le permite succionar sangre; su alimentación es de néctar de flores, savia de plantas y líquidos componentes de vegetales, ricos en carbohidratos.

La probóscide del mosquito hembra es una micro aguja polimérica compuesta de un material dúctil (blando), la quitina: polisacárido que forma parte del cuerpo de la mayoría de los insectos. Las mandíbulas se presentan en forma de hojas afiladas y las maxilas en forma de largos estiletes sonda. Para la succión, las mandíbulas primero hacen un pequeño orificio en la piel y luego se insertan los tubos o estiletes. La saliva fluye a través de un tubo y la sangre es succionada por el otro. La saliva tiene un anticoagulante que permite que la sangre circule fácilmente a través del tubo. La saliva que inyecta el mosquito trasmite el agente patógeno, el cual obtuvo anteriormente de la sangre succionada a una persona enferma.

La función de la succión de la sangre está controlada por unos receptores abdominales que avisan cuando la capacidad de almacenamiento ha sido completada y detienen la succión. Sin esta característica la succión, seguiría hasta explotar el mosquito.

La hembra usa sus antenas y sus palpos para ubicar el objetivo. Ya colocada la mosquito sobre la piel del sujeto, la cubierta externa del aparato bucal se retracta, ubica el poro y dirige el sistema de tubos; identificado el capilar, comienza la succión.

En la práctica, sucede que unas personas son más propensas que otras a ser picadas por los mosquitos. En realidad, quienes pican son las mosquitas y se ha establecido que estas son atraídas por diferentes estímulos como la temperatura, las formas visuales, las sustancias volátiles de diverso tipo y en especial, por el dióxido de carbono (CO_2). Por el contrario, parece ser que los lípidos de la piel de ciertas personas actúan como repelente.

Se tiene demostrado que el sudor, junto al CO_2, la humedad del aire y los colores oscuros, les son atractivos a los mosquitos;

Registro no.0007105-15, 2011. Sto. Dgo. Rep. Dom. acalfau@yahoo.es

además, se cree que hay relación con los niveles de estrógeno segregados por el organismo de la víctima.

El Tórax.

Es la parte media del insecto y está compuesto por tres segmentos, siendo el portador de los órganos de movimiento. De adelante hacia atrás, estos segmentos reciben el nombre de: protórax, mesotórax y metatórax, cada uno de los cuales presenta un par de patas, las cuales están divididas en segmentos (ver esquema insecto). En el mesotórax se hallan situadas las alas anteriores y en el metatórax los halterios. Las alas son delgadas con patrones de venas distintivos y con escamas a lo largo de las venas y sus bordes.

La disposición de las venas de las alas es característica, con 6 venas longitudinales, de las cuales la segunda, cuarta y quinta son bifurcadas. La capacidad del movimiento de las alas ronda entre 300 y 800 revoluciones por minuto, el radio de vuelo hasta 300 metros, pero pueden aprovecharse del viento para desplazarse kilómetros.

En el tórax están presentes unas glándulas salivares donde, tanto el macho como la hembra, producen la saliva que utilizan para diluir los néctares o la sangre durante el proceso de alimentación.

El abdomen

El abdomen posee típicamente 11 segmentos, el último es muy reducido con respecto a los demás.

El abdomen tiene la capacidad de moverse y de aumentarse de manera considerable, lo que permite almacenar una cantidad importante de néctar o sangre por picada. El abdomen alberga los componentes de los aparatos reproductivo, digestivo y circulatorio; presenta ocho pares de espiráculos de función respiratoria. El ano se abre en el último segmento.

Registro no.0007105-15, 2011. Sto. Dgo. Rep. Dom. acalfau@yahoo.es

Los órganos genitales del macho se encuentran en los segmentos ocho y nueve; igualmente, en estos segmentos se encuentra el órgano ovopositor de las hembras. Las caracteristicas de estos órganos suelen ser tomados en cuenta por los taxónomos para la diferenciación de especies.

Reproducción

La reproducción del mosquito es sexual y ovípara. El macho deposita el líquido seminal en la hembra y esta tiene la capacidad de guardar en su abdomen los espermatozoides que no usa en su primera producción de huevos para utilizarlos en futuras posturas. La hembra del mosquito solo es fecundada una sola vez en su vida. Deposita hasta 300 huevos por postura.

La cópula se realiza en pleno vuelo y dura alrededor de 30 segundos. El apareamiento se efectúa en masa, durante un fenómeno que se verifica en ciertos tipos de insectos, el vuelo o danza nupcial.

Cantidades de mosquitos hembras y machos vuelan en todas direcciones dándole forma a una especie de nube esférica y motivados por el sonido de la vibración de las alas de uno y otro género. En un momento, el macho toma la hembra por la espalda y se da vuelta quedando debajo de ella cara a cara; el macho entonces fija su pieza genital en la abertura genital de la hembra y deposita el esperma en una bolsa en el abdomen de la hembra, cuyo aparato reproductor cuenta de un par de ovarios y estructura anexas, una glándula accesoria, una bursa y tres espermatecas. El macho posee un par de testes, glándulas accesorias y un órgano copulatorio. El macho deposita en la hembra alrededor de 2000 espermatozoides, los cuales se almacenan en las espermatecas de donde la hembra los irá usando gradualmente. Un macho puede copular de 5 a 6 veces, hasta agotar su capacidad seminal, después necesitará 1 o 2 días para de nuevo estar apto para la reproducción.

Registro no.0007105-15, 2011. Sto. Dgo. Rep. Dom. acalfau@yahoo.es

La hembra del mosquito tiene capacidad de producir huevos fértiles sin ser fecundada; esto sucede cuando se ha alimentado de sangre sin haber copulado. La ingesta de sangre provoca una serie de procesos hormonales que generan la producción de huevecillos fértiles en los ovarios. Estas hembras producirán menos huevos hábiles que las fertilizadas. Los machos se sentirán menos atraídos por estas hembras y solo las perseguirán por instinto, al detectar el sonar de las vibraciones de sus alas.

La ovo posición se realiza al vuelo, al ras de la superficie de agua, uno a uno, por grupos o colocándolos con las patas en el interior del agua, dependiendo del tipo de mosquito. La hembra tiene capacidad para guardar huevos maduros en su abdomen, hasta conseguir el lugar apropiado para depositarlos. El desarrollo de huevo a adulto sufre metamorfosis completa, que determina un ciclo de vida que atraviesa cuatro etapas: huevo, larva, pupa y adulto; esto en un espacio de tiempo de 8 a 24 días más o menos. Las tres primeras etapas del ciclo de vida del mosquito son acuáticas.

La hembra del mosquito deposita los huevos en agua o tierra húmeda (aprovecha depósitos de agua hasta de un centímetro de profundidad), a los dos o tres días nacen las larvas. Las larvas o gusarapos se alimentan de algas o protozoarios y respiran mediante conductos en contacto con el aire del exterior, o como en el caso del anofeles, por contacto horizontal, hasta convertirse en pupa de 5 a 8 días después.

Las pupas se mantienen en reposo. No se alimentan y se mantienen respirando por tubos llamados "trompetas" que sacan a la superficie. Cuando se mueven, lo hacen como respuesta a estímulos lumínicos o mecánicos.

El tiempo que transcurre para convertirse en adulto depende de la temperatura y la especie, pero es de 2 a 3 días generalmente.

Ya el mosquito preparado para ejercer su vida de adulto sale de la pupa, se queda un momento en la superficie del agua endureciendo su cuerpo y secando las alas y luego vuela.

Registro no.0007105-15, 2011. Sto. Dgo. Rep. Dom. acalfau@yahoo.es

Aedes aegypti, Linneo 1762

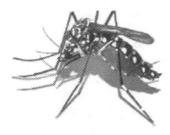

Hembra aedes picando

El mosquito Aedes es de origen africano, de la región de Etiopía específicamente. El nombre de "aedes" procede del griego y significa odioso. Habita en regiones tropicales y subtropicales, pero puede desarrollarse en zonas templadas. Transmite el dengue y sus variantes, la fiebre amarilla y la dirofilariasis canina. En la Polinesia, Aedes polynesiensis trasmite la filariasis linfática producida por nemátodos del género Brugia *(Brugia malayi, Brugia sp).*

Otra especie, el *Aedes albopictus* o mosquito tigre (sumamente agresivo) viene expandiéndose a nivel mundial. Trasmite las mismas enfermedades que el *aegypti.*

Los mosquitos del género *Aedes* se distinguen a simple vista por tener coloración oscura con bandas blanco plateado y negro en las patas y el cuerpo.

Sus huevos son alargados y cilíndricos y son puestos de uno en uno en agua limpia o tierra húmeda; tienen la capacidad de durar hasta un año en seco sin morir. Normalmente las

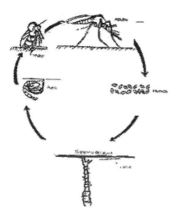

larvas que nacen de los huevos depositados en lugar adecuado nacen a los 3 días y mantienen una posición vertical con respecto a la superficie. A los 6 días se convierten en pupa y en 2 o 3 días en adulto. Su vida útil será de 4 a 5 semanas. El adulto mide entre 4 y 8 mms de longitud y de envergadura alar 6.5 mm. Pican tanto en la mañana como en la tarde y cuando lo hacen, adoptan una postura encorvada con relación a la superficie.

Quien transmite las enfermedades es la hembra. Esta puede reconocerse porque su abdomen termina en punta, sus antenas son pilosas y sus palpos cortos con relación a las del macho, cuyas antenas son plumosas y sus palpos son largos, aunque de menor longitud que la probóscide.

El radio de vuelo de este mosquito es corto; su dispersión de vuelo es muy limitada. Por lo general, una hembra adulta no sobrepasa los 50 metros de distancia de vuelo durante su vida y a menudo permanece en la misma casa o lugar donde emergió, siempre que disponga de hospederos y sitios de reposo y de postura adecuados (Nelson, 1986). Es un mosquito urbano.

Dengue clásico y dengue hemorrágico

El dengue (fiebre rompe-huesos) y el dengue hemorrágico son enfermedades víricas febriles causadas por la gestión de variantes de virus del genero flavovirus y transmitidas por la picada de la hembra del mosquito *Aedes aegypti*. El dengue es causado por cuatro serotipos del virus del dengue: DEN-1, DEN-2, DEN-3 ó DEN-4; de la familia Flaviviridae. El dengue reporta anualmente, a nivel mundial, 50 millones de casos, 50 mil de los cuales son mortales.

La primera vez que se contrae dengue de cualquiera de los 4 serotipos del virus, es dengue clásico. Una vez que se contrajo dengue clásico se queda expuesto a contraer el dengue hemorrágico. Si alguien que estuvo afectado de dengue clásico nuevamente es picado por un mosquito portador de alguno de los otros tres serotipos, o sea, con un serotipo diferente al de la primera vez, se contrae el dengue hemorrágico, el cual afecta más a los niños y es potencialmente mortal. Para que se manifieste el dengue hemorrágico es necesario que la inmunidad natural al serotipo de la primera vez no se haya completado.

Registro no.0007105-15, 2011. Sto. Dgo. Rep. Dom. acalfau@yahoo.es

Síntomas del dengue clásico

Los síntomas empiezan a manifestarse entre los 5 y 8 días después de la picadura y pueden durar de 3 a 7 días.

El inicio del cuadro es brusco, con aumento rápido de la temperatura y escalofríos, cefalea intensa, dolor detrás de los ojos, dolores musculares generalizados y en la región lumbar. Luego aparecen manchas en la piel, comenzando en el tronco, extendiéndose hacia la cara, las manos, antebrazos y pies, pudiendo confundirse en el primer momento con el sarampión. Algunos enfermos presentan:

- Salpullido en tronco, brazos y piernas.
- Sangrado de encías.
- Con frecuencia hay vómito y diarrea.

Algunas personas manifiestan síntomas tan leves que no saben que ya sufrieron dengue clásico, quedando expuestos al dengue hemorrágico.

Tratamiento recomendado:

Manejo de los síntomas. La aspirina esta contraindicada por su acción anticoagulante. Se debe usar acetaminofén.

Debe tenerse en cuenta que todo paciente de dengue, fiebre amarilla y malaria, debe mantenerse bajo mosquitero, especialmente mientras dure el estado febril.

Síntomas del dengue hemorrágico
(potencialmente mortal)

- Fiebre repentina alta, que puede durar de 2 a 7 días.
- Sangrado en diferentes partes del cuerpo.
- Dificultad en la respiración.
- Vómito.

Registro no.0007105-15, 2011. Sto. Dgo. Rep. Dom. acalfau@yahoo.es

- Alteraciones de la presión arterial.
- Falta de apetito.
- Palidez, sudoración y sueño.

Tratamiento:

Administración de oxígeno y adecuada reposición de líquidos; administrar solución lactada de Ringer a razón de 10 a 20 ml por Kg. de peso por hora. Manejo de los síntomas y no administrar aspirina sino acetaminofén.

Fiebre Amarilla

Por su parte, la Fiebre Amarilla, Plaga Americana o vómito negro, es una infección transmitida también por la hembra del *Aedes aegypti*, se caracteriza por producir falla hepática, renal, miocárdica y hemorragias generalizadas con una alta tasa de letalidad. Es producida por el virus de la fiebre amarilla, perteneciente a la familia Flaviviridae.

Recibe el nombre de fiebre amarilla por el color que toma la piel de las personas afectadas. Se producen 200,000 casos y 30.000 muertes por año en el mundo. La fiebre amarilla es la única enfermedad endémica que puede privar al viajero de entrar en un país si no se está vacunado. Aunque el mapa de riesgos es modificado anualmente por la Organización Mundial de la Salud (OMS), si se viaja a África (principalmente Camerún, Namibia, Senegal, Congo o Costa de Marfil) o a América del Sur, hay que ir vacunados contra la enfermedad. Existe una normativa internacional que certifica la validez de la vacunación del viajero por diez años a partir de los diez días de la vacunación.

Síntomas

En sentido general, los síntomas se manifiestan de tres a seis días después de la picada infectada. Cuando la mosquita sana pica a un enfermo, necesita de 9 a 12 días para estar apta para enfermar. La sangre de un infectado transmite la enfermedad antes de haberse manifestado los síntomas, los cuales incluyen:

- Fiebre.
- Escalofríos.
- Dolor en los músculos y en las articulaciones.
- Ictericia.
- Náusea y vómito.
- Postración (del agotamiento al desamparo).

Tratamiento.

No existe tratamiento eficaz para la fiebre amarilla, lo cual justifica la importancia de la vacunación. En los casos graves, está indicado el tratamiento sintomático y de soporte, generalmente rehidratación y control de posible hipotensión.

Cualquier caso de fiebre amarilla identificado, donde fuere, debe ser avisado a la autoridad local de salud correspondiente, quien a su vez ha de hacer llegar la información a la OMS.

Anófeles gambiae, Giles 1926

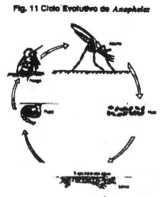

Fig. 11 Ciclo Evolutivo de Anopheles

De las diferentes variedades del género anófeles, corresponde a la especie *gambiae* la exclusividad de la trasmisión de la enfermedad que más víctimas mortales produce anualmente en el planeta: la malaria o paludismo. El *Anófeles gambiae* deposita sus huevos uno a uno en agua sucia o limpia, pone de cincuenta a doscientas unidades por postura. Sus huevos son pequeños y

Registro no.0007105-15, 2011. Sto. Dgo. Rep. Dom. acalfau@yahoo.es

flotan en la superficie del agua, no resisten la sequía; a los tres días se convierten en larvas, las cuales se mueven rápido en forma de látigo y respiran en posición horizontal.

A los ocho días se transforman en pupa la cual necesita tres días para pasar a adulto. Su vida de adulto puede durar hasta 30 días.

El anófeles se puede distinguir de otros géneros por sus palpos los cuales son de la misma longitud que la probóscide, o por la presencia de escamas sobre las alas. También se puede distinguir observando su postura en reposo, ya que al picar, disponen su abdomen de forma empinada, a diferencia de otros géneros, los cuales colocan el abdomen paralelo a la superficie donde pican. Su radio de vuelo es largo, entre dos y trescientos metros; su longitud, hasta 10 mm. y el ancho de sus alas, 7.5 mm. Se le considera un mosquito rural.

La malaria o paludismo

El paludismo es producido por la acción de un microorganismo del género *Plasmodium* en sus cuatro variantes: *P. falciparum* (la más grave de todas, puede causar la muerte), *P. malariae*, *P. vivax* y *P. ovale* (estas últimas no son letales), los cuales son transmitidos por el mosquito *Anófeles* hembra. El paludismo reporta entre 350 y 500 millones de casos y más de un millón de fallecimientos cada año. Esto significa alrededor de una muerte cada 30 segundos, en su mayoría niños. Más de cien países viven en peligro de infección, es decir, más de la mitad de la población mundial.

Síntomas

Los síntomas de las cuatro formas de paludismo humano son tan semejantes que es prácticamente imposible diferenciarlas por especies sin estudios de laboratorio. Incluso, los síntomas se pueden confundir con los de males diferentes. El estado febril inicial del paciente infectado con el paludismo tiene gran similitud con el de otros males como fiebre amarilla, fiebre Lassa y fiebre tifoidea.

La forma mas grave de paludismo, el trasmitido por *P. falciparum*, puede mostrar un cuadro clínico que incluye fiebre, escalofríos, sudores, tos, diarrea, dificultad respiratoria y cefalalgia y evolucionar hasta llegar a mostrar ictericia, defectos de coagulación, choque, insuficiencia renal y hepática, encefalopatía aguda, edema pulmonar y cerebral, coma y muerte.

Tratamiento

Para la profilaxis se recomiendan los siguientes fármacos en las dosis señaladas: cloro quinina (5,0 mg por kg de peso por semana, el equivalente a 8,0 mg de sal bifosfato por kg de peso por semana, 6,8 mg de sal fosfato por kg de peso por semana y 6,1 mg de sal clorhidrato por kg de peso por semana) y proguanil (3,0 mg por kg de peso por día, equivalente a 3,4 mg de sal clorhidrato por kg de peso por día). Es obligatoria la notificación de los casos de paludismo a la autoridad de salud competente ya que esta enfermedad está catalogada como "enfermedad objeto de vigilancia" por la OMS.

Cúlex pipiens, Linneo 1758

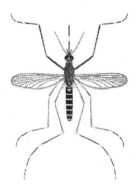

Los mosquitos del género *Cúlex* generalmente depositan sus huevos durante la noche para formar balsas de 100 a 300 huevos.

Prefieren las aguas estancadas de recipientes artificiales. Las balsas de huevos flotan en el agua y miden unos 6 milímetros de largo por tres de ancho. Un mosquito hembra es capaz de depositar una balsa de huevos cada tres días durante su vida, que suele ser cuatro semanas. Las larvas respiran de forma inclinada, se mueven en forma de látigo; se transforman en pupa en 5 a 6 días.

Las pupas alcanzan la adultez en dos o tres días. El mosquito *Cúlex* resulta ser el más común de los mosquitos en el ámbito doméstico, está presente en regiones tropicales y sub tropicales; de todos los mosquitos que afectan alhombre, es el de mas presencia en clima templado. Se distingue por su coloración clara, sus palpos cortos y la enervación de sus alas; suele picar de noche. Su longitud es variada y la envergadura alar es de 9 mm; su cuerpo es alargado, fino, de color castaño y recubierto de escamas oscuras. Las antenas son filiformes en las hembras y plumosas en los machos. Sus palpos son cortos. El tórax es marrón oscuro y su dorso recubierto de escamas doradas. El abdomen despuntado en su extremo y lateralmente presenta una especie de escamas blancas.

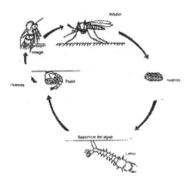

La hembra se distingue del macho por sus antenas pilosas, a diferencia de las del macho que son plumosas. Su desplazamiento propio de vuelo es corto, no más de cien metros. El mosquito *Cúlex pipiens* constituye el vector de la enfermedad conocida como filariasis linfática o elefantiasis.

Filariasis

La filariasis linfática o elefantiasis, constituye un grupo de enfermedades parasitarias en el ser humano y otros animales, por lo general tropicales, causada por la infección de «filarias», nemátodos del orden Spirurida, familia Filarioidea, que son transmitidos en forma de larva o microfilaria a los vertebrados pormosquitos de las familias Culicidae o Phlebotomidae; o por moscas de la familia Tabanidae (tábanos). Las filarias responsables de la enfermedad son de diferentes especies: *Wechereria bancrofti, Onchocerca volvulus, Brugia malayi y Brugia timori.* La hembra del mosquito trasmite la larva en su picada, un diminuto gusano que luego se desarrolla dentro del sistema linfático del afectado, en la red de nudos y vasos que mantienen el balance de flujo entre los tejidos y la sangre.

La filariasis afecta a 120 millones de personas en todo el mundo y está reconocida como la segunda principal causa de discapacidad permanente. Se reportan 5 millones de nuevos casos al año. Se manifiesta en zonas rurales remotas o en zonas urbanas y periféricas desfavorecidas, por lo que se considera una enfermedad de la pobreza y cuya incidencia se ha incrementado en los últimos años en los barrios pobres de África y la India. Afecta principalmente a la población adulta, entre 25 a 40 años y son especialmente propensas las personas que padecen malformaciones linfáticas.

Síntomas

Ojo, los síntomas se manifiestan de seis a doce meses después de la infección.

Las formas más frecuentes de elefantiasis son:

- Elefantiasis de las piernas. El edema comienza en el dorso del pie, extendiéndose a la rodilla y es raro que alcance la cadera. Presenta una piel muy engrosada, con abundante fibrosis y superficie verrugosa que recuerda la piel de un elefante. Es frecuente la ulceración del tejido dañado con supuración y gangrena.
- Elefantiasis del escroto y pene. Es una de las manifestaciones más frecuentes, con un agrandamiento considerable del escroto e hipertrofia del pene, debido

a su posición pendiente y a la laxitud del tejido subcutáneo.

* Elefantiasis de brazos, mamas o vulva. Zonas más raramente afectadas con cambios en la piel similares a los de las piernas.

Tratamiento

El tratamiento farmacológico de las filariasis se realiza con *ivermectina, dietilcarbamacina y albendazol*, via oral, pero todos ellos presentan serios inconvenientes, ya que el tratamiento farmacológico debe mantenerse durante mucho tiempo debido a la larga duración de los gusanos adultos, la alta frecuencia de re-infestaciones y la falta de vacunas.

La profilaxis o prevención de estas parasitosis se basa en evitar la picadura del insecto vector, empleando repelentes e insecticidas, cubriéndose el cuerpo con ropa, protegiendo las casas con mallas metálicas y destruyendo, si es posible, las zonas de reproducción del insecto.

Virus del Nilo Occidental

Aunque muchas personas son picadas por los mosquitos portadores del virus del Nilo Occidental, la mayoría no sabe que han estado expuestas. Pocas personas desarrollan formas severas de la enfermedad e incluso ni siquiera sienten algún síntoma.

La enfermedad seudo gripal, leve a menudo, se conoce como fiebre del Nilo Occidental, mientras que las formas más severas de la enfermedad, que son potencialmente mortales, pueden recibir la denominación de encefalitis o meningitis del Nilo Occidental, dependiendo de qué parte del cuerpo esté afectada. Los posibles factores de riesgo para el desarrollo de un tipo más severo de la enfermedad incluyen los siguientes:

Registro no.0007105-15, 2011. Sto. Dgo. Rep. Dom. acalfau@yahoo.es

- Afecciones que debiliten el sistema inmunitario, tales como: VIH, trasplante de órganos y quimioterapia reciente.
- Edad avanzada.
- Embarazo. El virus del Nilo Occidental también se puede diseminar por medio de las transfusiones de sangre y trasplante de órganos. Es posible también, que una madre infectada le transmita el virus a su hijo por medio de la lactancia.

Por lo general, las personas en buena condición física no desarrollan formas graves de la enfermedad.

Síntomas

La enfermedad leve, generalmente llamada fiebre del Nilo Occidental, presenta algunos o todos los síntomas siguientes:

- Dolor abdominal.
- Dolor de espalda.
- Diarrea.
- Fiebre.
- Dolor de cabeza.
- Falta de apetito.
- Dolores musculares.
- Náuseas.
- Dolor de garganta.
- Vómitos.

Estos síntomas generalmente duran de 3 a 6 días. En los casos de enfermedad más severa, se pueden presentar también los siguientes síntomas de atención médica inmediata:

- Confusión o cambio en la lucidez mental.
- Pérdida del conocimiento.
- Debilidad muscular.

Registro no.0007105-15, 2011. Sto. Dgo. Rep. Dom. acalfau@yahoo.es

- Rigidez en el cuello.

Diagnóstico

Los signos de la infección por el virus del Nilo Occidental son similares a los de otras infecciones virales. Puede no haber hallazgos específicos en un examen físico para diagnosticar la infección por dicho virus.

Aproximadamente un 20 a 50% de los pacientes puede tener una erupción. La debilidad muscular con otros síntomas conexos son signos de la presencia de la infección por este virus. Los exámenes para diagnosticar este virus pueden abarcar:

- Conteo sanguíneo completo (CSC).
- Tomografía computarizada de la cabeza.
- Resonancia magnética de la cabeza.
- Punción lumbar y examen del líquido cefalorraquídeo.

La forma más precisa de diagnosticar esta infección es con un exámen serológico, mediante el cual se examina una muestra de sangre o líquido cefalorraquídeo para buscar anticuerpos contra el virus. En raras ocasiones se envian muestras de sangre o de LCR a un laboratorio con el fin de realizar un cultivo para evaluar la presencia del virus del Nilo Occidental.

El virus también se puede identificar en los fluidos corporales utilizando una técnica llamada reacción en cadena de la polimerasa (PCR, por sus siglas en inglés). Sin embargo, estos métodos pueden arrojar resultados falsos negativos por lo que con frecuencia no se utilizan.

Tratamiento

El tratamiento consiste en el manejo de los síntomas; los antibióticos no funcionan debido a la naturaleza viral de la enfermedad.

El control del mosquito

Con el discurrir del tiempo, la presencia del mosquito en los ámbitos rural y urbano, ha ido adquiriendo carácter endémico (...que permanece en forma continua) en gran proporción de la extensión del planeta. En países tropicales, incide durante todo el año, siendo menor su manifestación en los meses de invierno; mientras que en los países fríos se sufre de sus picadas en los meses calientes. Si bien no todos los países del mundo están bajo peligro de manifestación de las enfermedades que trasmite el mosquito, por lo menos no están libres de sus picadas, las cuales, en un muy mínimo porcentaje, trasmiten enfermedades; el problema estriba en que cualquier picada puede ser fatal; debido a esto, prácticamente todo ser humano debe ingeniarse su propia estrategia de control. Muchas son las alternativas.

Estrategias para el control del mosquito

El termino "estrategia" se refiere al arte de dirigir un conjunto de disposiciones para alcanzar un objetivo.

El mosquito constituye la plaga doméstica más peligrosa y la mas difícil de controlar. Controlar al ratón, mantenerlo alejado de nosotros, es juego de niños comparado con lo que habría que hacer para mantener al mosquito similarmente alejado.

La acción a ejecutar para controlar la presencia del mosquito depende de múltiples factores que determinan el alcance de dicha acción. En la práctica, el método mas adecuado para el control del mosquito sería aquel que asegure la menor cantidad de picadas a las personas involucradas.

No hay una sola solución; hay que estar consciente y tener muy presente que cualquier intento de control del mosquito amerita de la combinación de una suerte de labores impuestas por la realidad circundante de él o los afectados.

Registro no.0007105-15, 2011. Sto. Dgo. Rep. Dom. acalfau@yahoo.es

Dada la presencia constante del mosquito en todas partes, se hace necesario la creación de una cultura antimosquitos. Esta cultura, constituida en estrategia, tiene a su alcance variadas disposiciones para lograr controlar al mosquito.

Los repelentes

Repelente: que repele o produce repulsión. Repeler: rechazar, echar de si a alguien o algo a otra persona o cosa que se le acerca, la ataca o choca con ella y obligarla a retroceder.

Así como el mosquito es atraído por el olor que emiten algunas personas, hay olores que los espantan.

Se tiene harto comprobado que el aroma de varias plantas que la naturaleza brinda ejercen función de repelente de mosquitos; entre estas plantas podemos citar la albahaca y el ají picante.

En el mercado, estos olores repelentes se comercializan en diferentes presentaciones: "velitas" de mosquitos, espirales, incienso y velas aromáticas son algunos ejemplos que involucran fuego; estos utilizan el aroma del eucalipto, la lavanda, limón, coronela, etc. También vienen en perfumes, aceites y lociones para la piel. Muy populares y efectivos son los repelentes en aerosol o atomizador, cuyo componente básico es el DEET (N,N- dietil-m- toluamdida).

Un repelente eficiente y barato se prepara cortando un limón por la mitad y clavando clavos dulces en él. Haga eso con algunos limones y póngalos por toda la casa, o solo por donde está la gente. El aroma que brota del limón y el clavo dulce, espanta el mosquito.

También se puede preparar una loción para untarla en la piel: mezclar un 1 litro de alcohol con 100 cm3 de aceite Johnson o cualquier otro aceite de bebé, (para que no reseque la piel), y agregar 30 clavos dulces. Dejar actuar varias horas y aplicar luego sobre el cuerpo.

Control cultural

La acción primordial en cualquier estrategia de control del mosquito es impedir las aguas estancadas. Al huevo del mosquito le basta una película de agua de dos centímetros para completar el ciclo y es capaz de desarrollarse en tierra húmeda. Dependiendo del área de incidencia del mosquito a controlar, las mismas medidas han de tomarse en mayor o menor escala. En áreas urbanas, el enfoque del control debería ser diferente si el caso fuera en zona rural.

Las aguas estancadas a tomar en cuenta son: lagos, charcos, piscinas desatendidas, botellas, recipientes con agua para mascotas, fuentes para pájaros, macetas, llantas viejas, las tapas mismas, etc.

Es común usar botellas rotas en la parte superior de las paredes para dificultarles el trabajo a los ladrones; ese tipo de defensa puede constituirse en criadero de mosquitos. También se constituyen en criaderos, los platos que se colocan debajo de los tarros de plantas ornamentales.

Control mecánico

Los escrines en puertas y ventanas son una alternativa mecánica eficaz contra el mosquito adulto.

Pueden considerarse métodos mecánicos las lámparas trampa y el ultrasonido. Asimismo, verter aceite en cuerpos de agua produce una película aceitosa (con aspecto de arco iris) sobre la superficie del agua que evita la respiración de las larvas, asfixiándolas.

Control químico

El control químico tiene dos vertientes: dirigido a la fase acuática o larval, o dirigido a la fase adulta del mosquito.

Fase acuática

En los casos en que no existe la posibilidad de secar el agua estancada donde se cría el mosquito, el uso de *larvicidas* resulta efectivo. Los larvicidas generalmente vienen en gránulos o polvos que se dispersan en el medio acuático.

En el mercado existen larvicidas químicos que se aplican al agua en reposo. Un larvicidas muy utilizado en campañas de salud pública es el *Temefós,* conocido como *Abate,* el cual es un insecticida del grupo de los organofosforados. No obstante, el larvicida por excelencia para el control de la larva del mosquito es el *Bacillus thuringensis,* producto biológico que no afecta la fauna acuática ni la salud humana.

Fase adulta

Para atacar al mosquito en su fase adulta la mejor alternativa es la aplicación de insecticida. Mientras más espacio abarque la aplicación, más efectiva la labor. Como el insecticida afecta al mosquito por contacto, el insecticida debe llegar a donde el mosquito pueda posarse si no lo toca durante la aplicación. Mientras mas fina es la gota de la aplicación, mas efectiva puede resultar, no queriendo esto decir que cualquier forma de hacerla no sea positiva. (Ver aplicaciones)

La aplicación de insecticida contra el mosquito encierra una peculiaridad. Como los insecticidas de origen natural no tienen efecto prolongado, las aplicaciones tienen que ser más a menudo.

La utilización de insecticidas piretroides microencapsulados es recomendable para el control del mosquito adulto, ya que bajo este tipo de formulación la acción del insecticida es más prolongada.

El equipo de aplicación dependerá del área a controlar, pudiendo ser desde un simple aplicador de mano para uso en la casa, hasta un nebulizador para exteriores.

En síntesis, la aplicación del insecticida contra el mosquito, debe hacerse cada vez que manifieste su presencia.

Control biológico

Anteriormente mencionamos al *Bacillus thuringensis* como agente biológico de control contra larvas de mosquito en aguas estancadas.

En un sentido más ecológico, el uso de peces evita o reemplaza la aplicación de productos que pueden ser perjudiciales para el ambiente, de efectividad limitada en el tiempo, o que representen algún gasto.

La "gambusia" o "mosquito fish" (*Gambusia affinis*, Baird & Girard, 1853) es un pequeño pez consumidor de larvas de mosquitos y un excelente control biológico; se le conoce popularmente como "gupys".

Registro no.0007105-15, 2011. Sto. Dgo. Rep. Dom. acalfau@yahoo.es

Capítulo 6

Las cucarachas

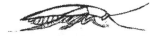

Clasificación

Atendiendo al sistema de clasificación de Linneo, las especies de cucarachas que afectan al hombre pertenecen a las familias *Blattidae y Blattelidae,* del orden Blattaria, clase Insecta, y filo Artrópodos del reino animal. Los aspectos morfológicos que se han tomado en cuenta para la identificación de las diferentes especies de cucarachas en este texto son: hábitos de existencia, longitud del cuerpo, la longitud de las alas y el color del tegumento.

Orden *Blattaria*

La evidencia fósil conocida mas antigua de la cucaracha corresponde a trescientos millones de años, identificada en Ohio por geólogos de su universidad estatal. El ejemplar completo es similar a las cucarachas actuales, siendo el tamaño la única diferencia, algo mayor que el tamaño de las cucarachas modernas.

Estudiosos consideran que las cucarachas existen en la tierra desde hace 300 millones de años y debido a su poca variación morfológica en el transcurrir del tiempo, son consideradas como verdaderos fósiles vivientes, además de testigos presenciales de gran parte de la historia del planeta. Se especula que las cucarachas comenzaron su asociación con los humanos cuando éstos empezaron a vivir en cuevas.

Registro no.0007105-15, 2011. Sto. Dgo. Rep. Dom. acalfau@yahoo.es

Los *blattodeos* (del latín blatta, <cucaracha>, y el griego "eides", <que tiene aspecto de>), se caracterizan por tener cuerpo aplanado con un pronoto (protórax muy desarrollado) ancho que cubre o protege la cabeza; antenas largas, alas anteriores endurecidas y cercos abdominales cortos. Presentan dos pares de alas, las cuales pueden estar y no estar capacitadas para volar; metamorfosis incompleta y huevos depositados en cápsulas.

Se adaptan a una gran variedad de ambientes y aunque prefieren lugares cálidos, se adaptan fácilmente tanto a zonas tropicales y subtropicales como en clima templado. Son insectos primitivos, en el sentido de que los individuos jóvenes se parecen a los adultos. Cuando nace una cucaracha, tiene el mismo aspecto que tendrá cuando sea adulta, a excepción de las alas y los órganos genitales, los cuales alcanzan su desarrollo total en la adultez.

Las cucarachas son omnívoras (se alimentan de carne y de vegetales). Gustan alimentos que contengan harina y azucares. Ingieren también leche, queso, carnes, granos, azúcar, chocolate; prácticamente de todo. Todo alimento que el hombre pueda ingerir está expuesto a la contaminación de la cucaracha. También se alimentan de celulosa (papel, cartón), plafones de techo que contengan almidón, telas, sangre fresca o seca, esputo, uñas de las manos y pies, de otras cucarachas y de mudas y excrementos propios y ajenos.

En su aparato digestivo proliferan bacterias y protozoarios que desempeñan un papel importante en la descomposición de los residuos forestales y de la materia fecal de los animales.

Peligro para la salud pública

No es común oír decir que una cucaracha ha causado tal o cual enfermedad o brote de cualquier enfermedad. Muy rara vez son relacionadas con epidemias mortales ni benignas, ni hay estadísticas relacionadas con los daños que causan en salud pública. Sin embargo, las características

Registro no.0007105-15, 2011. Sto. Dgo. Rep. Dom. acalfau@yahoo.es

morfológicas y fisiológicas de las cucarachas les confieren la capacidad de ejercer la función de vectores de numerosas y variadas enfermedades; no solamente de las relacionadas con la descomposición de los alimentos y los desechos orgánicos, sino también de virus como la gripe y de otras enfermedades infecciosas como la tuberculosis.

Las cucarachas transportan mecánicamente los patógenos causantes de estas enfermedades en sus patas cubiertas de pelos, contaminando el ambiente a su paso, especialmente los alimentos, así como la utilería para su preparación y consumo. Coinciden con las moscas en esta cualidad de transmisor mecánico de patógenos.

Se ha comprobado que la cucaracha alberga de forma natural numerosos microorganismos en el interior de su tracto digestivo. Incluso, se sabe que esa población de bacterias, protozoos y helmintos (gusanos), presentes en el interior del insecto, está condicionada por su presencia en el medio que se desarrolla. Esto quiere decir, por ejemplo, que si en el entorno donde vive la cucaracha hay presencia de heces humanas infectadas con un helminto de los que parasitan al hombre, y la cucaracha las consume, diseminará este parásito con el sucio que transportan sus patas y cuerpo; además, el parásito se quedará viviendo en el interior de su cuerpo para ser esparcido posteriormente en el ambiente humano, en sus excrementos y en los residuos (detritus) de su digestión, la cual incluye regurgitación, o sea, el alimento después de tragado es vomitado y vuelto a ingerir.

Numerosos organismos habitan en el tracto digestivo de la cucaracha practicando una relación simbiótica con el insecto, algunos han sido identificados como causantes de afecciones en el hombre. Por ejemplo, se han identificado bacterias asociadas a cuadros de disentería, diarrea, fiebre tifoidea y gastroenteritis; protozoarios perniciosos relacionados con la amebiasis y la giardiasis; hongos nocivos del tipo de los actinomicetos; y helmintos, gusanos que parasitan al hombre como *Taenia saginata*, *Ascaris lumbricoides* y *Ancylostoma duodenale*.

Registro no.0007105-15, 2011. Sto. Dgo. Rep. Dom. acalfau@yahoo.es

Al mismo tiempo, debe considerarse la realidad de que las cucarachas pueden actuar como vectores mecánicos de cualquier tipo de virus o enfermedad que se introduzca al hombre por vía oral. De esta forma puede transmitir cualquier gripe, tuberculosis o hepatitis, si la cucaracha, por ejemplo, entrara en contacto con esputo contaminado de algún enfermo de estas enfermedades.

Alergias son otro problema que pueden causar las cucarachas y sin embargo no se reportan datos específicos. El cuerpo, la muda, los detritos y el excremento de las cucarachas, contienen una gran cantidad de alergenos relacionados a respuestas alérgicas en individuos susceptibles, produciendo en ellos urticaria, estornudos, lagrimeo severo, problemas de asma y "pecho apretado", entre otras.

Asimismo, el cuerpo de las cucarachas produce efluvios (secreciones malolientes) que afectan el sabor de la comida; cuando la población de cucarachas es muy alta, impregnan el área de desagradables olores.

Algunas personas pueden manifestar procesos alérgicos ante estos hedores.

El paso de la cucaracha por la boca del hombre puede causar el herpes *blattae*, lesión que se manifiesta en los alrededores del labio, producida por una rara combinación de factores que incluyen la mordida y el proceso digestivo del insecto. Suele afectar con mayor frecuencia a los niños.

Las cucarachas son verdaderos contaminantes de la salud humana; su potencial es conocido, no así el registro de sus acciones.

Morfología de la cucaracha

La forma actual de las cucarachas tiene carácter ancestral, conservándose prácticamente sin cambios a través de cientos de millones de años. Básicamente, su cuerpo es aplanado, dorso ventralmente (aplastado).

La Cabeza

La cabeza escondida, protegida por una estructura llamada pronoto, primer segmento del tórax. Presenta en primer lugar un par de antenas largas, filiformes y articuladas, insertas en el centro de los ojos, con miles de órganos sensoriales y sustancias químicas que les permiten identificar el clima, olores, ruido y depredadores.

Exhibe un par de ojos compuestos cuya capacidad de visión se limita a distinguir entre luz y oscuridad. Las cucarachas domésticas sufren de fotofobia, o sea, le temen a la luz, lo que les confiere la característica de tener hábitos nocturnos, por lo que su presencia en nuestros hogares puede pasar desapercibida.

El aparato bucal es del tipo masticador, con placas dentadas con capacidad de triturar. Posee una especie de glándulas salivares que producen sustancias químicas que, unidas a la acción mecánica de los dientes, facilitan el desmenuzamiento y ablandamiento de los alimentos.

En la cabeza tienen un pequeño cerebro que coordina las variadas funciones del cuerpo.

Tórax

El tórax consta de tres segmentos, con un protórax muy desarrollado que recibe el nombre de pronoto, el cual constituye una especie de escudo protector de la cabeza.

Cada uno de los tres segmentos porta un par de patas, las cuales son espinosas (múltiples diminutos pelos) y los tarsos pentámeros (cinco uñas); esta última característica permite a la cucaracha caminar o correr casi sobre cualquier tipo de superficie, en el techo, o escalar en materiales tan lisos como el vidrio. Todas las patas tienen la misma longitud, la cual es similar a la longitud del cuerpo, debajo del cual las encogen.

En el mesotórax y el metatórax se presentan dos pares de alas, un par en cada segmento. El par de alas del mesotórax es de

Registro no.0007105-15, 2011. Sto. Dgo. Rep. Dom. acalfau@yahoo.es

naturaleza quitinosa, dura; en reposo se entrecruzan una sobre la otra, cubriendo el otro par de alas y protegiendo el abdomen. Parece que las cucarachas prefieren correr antes que volar. Aunque algunas cucarachas tienen alas, sin capacidad de volar, otras tienen alas hábiles pero prefieren correr. Generalmente, las que vuelan, suelen hacerlo en tiempo de lluvia y peligro de inundación en su hábitat.

El abdomen

Básicamente, el abdomen consta de diez segmentos. El último de ellos, llamado "cerci" (cercos); diferente a los demás segmentos y especializado como órgano sensorial, con funciones y características morfológicas diferentes en el macho y en la hembra. Los cercos son dos proyecciones del segmento, a modo de ganchos flexibles, que el macho usa para sujetar a la hembra durante la cópula, y la hembra los utiliza en el proceso de ovo posición. Además, tienen capacidad de identificar vibraciones y movimientos del aire casi imperceptibles; están conectados a las patas de forma tal, que las patas reaccionan instintivamente huyendo cuando los cercos detectan un riesgo cualquiera, pudiéndose verificar esta respuesta en menos de 0.05 segundos.

Las cucarachas, aunque viven en grupos no actúan igual a otros insectos que se agrupan para hacer trabajos comunitarios. Las cucarachas durante el día se esconden juntas, durante la noche hacen vida independiente.

Reproducción

Su reproducción es sexual y ovípara, es decir, por medio de huevos, los cuales son contenidos en una especie de cápsula llamada ooteca. Algunas especies pueden presentar partenogénesis (fecundación sin machos). Alcanzan la adultez pasando por de metamorfosis incompleta que incluye las fases de huevo, ninfa y

Registro no.0007105-15, 2011. Sto. Dgo. Rep. Dom. acalfau@yahoo.es

adulto. Los patrones del cortejo, previo apareamiento, varían de una especie a otra. En ciertos casos, la hembra produce un aroma químico o feromonaque atrae a los machos, quienes cuando perciben el olor se mueven el olor, se mueven irregularmente, agitan las alas, avanzan, retroceden, hasta finalmente chocar con la hembra y proceder al acto del apareamiento.

En otras especies, el macho es quien emite una feromona llamada "seducina" que mantiene a la hembra quieta hasta que el macho la alcanza; le da de comer de un exudado meloso que segrega en el abdomen y, mientras la hembra se entretiene comiendo, el macho se va posicionando hasta que se produce la cópula. El cortejo nupcial de las cucarachas se inicia con el juego de esgrima con las antenas, acercamientos, ruidos ceceantes, balanceo y agitación del abdomen o mordisqueo.

Durante la cópula, los cuerpos del macho y la hembra quedan en posición contraria unidos por el último segmento de sus respectivos abdómenes.

El macho deposita un espermatóforo en el interior de la hembra. Mientras la hembra tiene esta cápsula en su interior, cesa en su interés sexual y no puede recibirotro espermatóforo hasta que no haya expulsado el anterior, lo cual sucede en días o semanas.

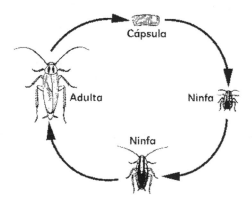

Metamorfosis incompleta de B. germánica
(6 a 7 estadios ninfales)

Registro no.0007105-15, 2011. Sto. Dgo. Rep. Dom. acalfau@yahoo.es

Los huevos se producen dentro de la ooteca, alineados verticalmente de dos en dos. La ooteca es depositada de manera diferente según la especie. La cucaracha americana deposita rápidamente la ooteca, la oculta y la deja sola para que se incube. La cucaracha alemana mantiene la ooteca extendida desde su ovipositor y sólo la deposita cuando los huevos están a punto de eclosionar (ovovivíparos). La cucaracha de la madera *Leucaphaea maderae* retiene la cápsula en su interior hasta que nacen las ninfas.

Una ooteca puede contener hasta 40 huevos, dependiendo de la especie. Las cucarachas que incuban sus ootecas parecen mostrar cierto instinto maternal; las ninfas permanecen junto a su madre durante varios días. A lo largo de su vida, de uno a dos años, una cucaracha pone hasta 300 huevos, que a los 60 días se convierten en adultos. Significa que, desde una cucaracha inicial, al cabo de un año, se originan casi 100,000 descendientes, si se dieran las condiciones para ello.

En pocas palabras, el ciclo de vida de las cucarachas es el siguiente: del huevo nace una cucarachita llamada ninfa, la cual, al alcanzar cierto tamaño, pierde (muda) su piel o dermatoesqueleto para poder crecer más, y así sucesivamente hasta alcanzar la adultez. Se le llama "estadio ninfal" el periodo de vida comprendido entre cada muda. El número de estadios ninfales varía según la especie y cada una tiene su número único, puede variar de 6 a 14. La adultez se alcanza cuando se adquiere capacidad reproductiva y puede variar de 50 a 700 días. Igualmente, la vida de los adultos varía desde 6 meses a dos años.

Tipos de cucarachas

Atendiendo a sus hábitos de existencia, las cucarachas pueden dividirse en *domésticas, peri domésticas* y *ferales*.

Las domésticas viven casi exclusivamente en interiores (cocina, despensa, alacena, baño) y dependen de la actividad humana para suplir sus necesidades de agua, comida y escondrijos donde desarrollarse.

Las peri domésticas viven en el exterior (sitios húmedos, oscuros y protegidos), en los alrededores de las viviendas en las cuales buscan su comida; corresponden a este grupo cuatro especies del genero *Periplaneta* (americana, australiana, café y raya café), y del genero *Blatta* la especie *orientalis* (cucaracha oriental o del viejo mundo).

Las ferales son de campo y no suelen molestar en el ámbito doméstico; son generalmente madereras, de hábitos diurnos, diferente a las domésticas, que son nocturnas.

Cucarachas domésticas

Las cucarachas domésticas pertenecen a la familia *Blattelidae* y están representadas por las especies *Blattela germánica*, Linneo 1767 (cucaracha alemana) y *Supella longigalpa*, Fabricius 1798 (cucaracha raya café). Suelen confundirse atendiendo a su tamaño de adulto, hasta 14 mm, además suelen vivir juntas; se les conoce comúnmente como "cucarachas de las chiquitas".

Supella longigalpa   *Blatella germánica*

En este sentido, las cucarachas domésticas se crían bajo el albergue del interior de las construcciones y a pocos metros de la fuente de comida y agua. Viven dentro de la casa. Prefieren ubicarse en la cocina, baños, grietas, marcos de puertas, detrás de cuadros colgados, cajas, plafones, papeles, closets, y aparatos eléctricos que les suplan calor; usualmente cerca de la cocina, basureros y plato y comida de las mascotas de la casa (perros, gatos, aves, etc.). Depositan las ootecas en lugares protegidos y levantados del suelo.

Las dos especies domésticas pueden diferenciarse por el color del tegumento, que en la alemana es marrón claro con dos rayas oscuras en el pronoto, mientras la *longipalpa* es de color más oscuro con rayas claras en forma de V en las alas.

En cuanto a reproducción, la *Blattella germanica* produce hasta 8 ootecas de 30 a 40 huevos durante su vida adulta, la cual alcanza a los 30 días de la eclosión del huevo y se extiende de 6 a 12 meses. A pesar del nombre, la cucaracha alemana no procede de Alemania, se considera que proviene del sudeste asiático. Incluso, en Alemania la llaman cucaracha rusa y en Rusia la llaman cucaracha polaca.

La raya café alcanza la adultez a lo 60-70 días, produce hasta 250 huevos y su vida útil abarca alrededor de 6 meses.

Control de las cucarachas domésticas

Las cucarachas domésticas se pueden controlar combinando aplicaciones sucesivas de insecticidas del tipo de las piretrinas y los piretroides, con cebos cucarachicidas; los insecticidas actúan por contacto, los cebos por ingestión. Sucede que las cucarachas domésticas son sumamente hábiles, tanto para burlar el efecto del insecticida, como para crear resistencia a sus efectos. Debido a esto, la utilización de cebo es a mediano plazo más efectivo.

Hay múltiples ejemplos comerciales de cebos cucarachicidas, generalmente presentados en forma de pasta o de gel, de los cuales se distribuyen puntos o rayas a lo largo del área de infestación para que la cucaracha coma, se intoxique y muera. El cebo debe colocarse alrededor de la estufa y nevera, cerca del piso, adentro de las gavetas donde no moleste, en el interior de la despensa de los alimentos, cerca del zafacón, etc. También, se venden estaciones de carnada, las cuales son dispositivos donde el insecto entra y consume un cebo tóxico.

Registro no.0007105-15, 2011. Sto. Dgo. Rep. Dom. acalfau@yahoo.es

En resumen, una estrategia cómoda de control de cucarachas domésticas sería, hacer aplicaciones periódicas de insecticida y mantener cebo en el área de cocina y servicio.

Una alternativa muy antigua para controlar cucarachas de todo tipo, es la utilización del ácido bórico (H3O). Las pastillas y tizas chinas y algunos cebos de color blanco que se venden para controlar cucarachas están hechos a base de ácido bórico. La presentación comercial del H3O es en polvo, de color blanco y casi sin olor.

Se puede preparar un cebo cucarachicida en la propia casa. El ácido bórico se mezcla con leche condensada o miel, se prepara una pasta o bolitas; esta pasta, o las bolitas, se unta o distribuyen por donde merodean las cucarachas; las cucarachas irán desapareciendo poco a poco hasta desaparecer por completo. Este proceso puede durar un par de semanas.

Otra forma de usar el ácido bórico es mezclarlo con harina o azúcar y colocarlo en papel, platillos, etc, en los lugares donde merodea la plaga. También se puede espolvorear, mezclado o puro, por donde ellas frecuentan. El ácido bórico no es tóxico para el hombre, perros, gatos, etc. Es efectivo también contra las hormigas.

El ácido bórico no es veneno propiamente dicho, por lo que el insecto no puede crear resistencia a él, ya que su carácter letal es la deshidratación que se produce al hacer contacto con la piel del insecto. Su efecto letal es desecante, provoca la desecación o deshidratación del insecto.

También es tradicional usar bolas de naftalina como repelente de cucarachas.

Esta cucarachita suele a establecerse en el interior de los vehículos, en este caso, se utiliza cebo.

Cucarachas peri domésticas

En esta clasificación de las cucarachas se distinguen dos géneros, el *Periplaneta* y el *Blatta*. El género *Periplaneta* está representado por las especies, *Periplaneta americana,* Linneo 1758 (cucaracha americana), Fabricius 1775 (cucaracha australiana), *P. brunnea,* Burmeister (cucaracha café) y *P. fulginosa,* Serville 1839 (cucaracha café ahumada). Del género *Blatta,* la especie *B. orientalis,* Linneo 1758 (cucaracha oriental). Todas estas especies guardan cierta similitud en lo que se refiere a las condiciones que favorecen su desarrollo. Suelen vivir y reproducirse en los alrededores de las viviendas y construcciones; en áreas protegidas de sitios húmedos y oscuros; les gusta ambientes tales como desagües, sistemas de alcantarillado, tuberías y sótanos. Se aprovechan de la seguridad que les brindan montones de cajas y botellas, los hacinamientos de madera, bloques y ladrillos, neumáticos, debajo de los tanques de gas, trampas de grasa, cachivaches, etc.

Especies de cucarachas peri domésticas

Los géneros de cucarachas peri domésticas más comunes se pueden identificar a simple vista: la diferencia morfológica fundamental es el tamaño del ala en el individuo adulto.

Las diferentes especies del genero *Periplaneta* (peri planeta, significa que vaga por todo el mundo) presentan alas que cubren por completo el abdomen del insecto, tanto machos como hembras.

En el género *Blatta,* representado por su especie *orientalis,* las alas de los individuos adultos cubren las tres cuartas partes del abdomen de los machos; en las hembras, las alas solo cubren hasta la mitad. (Figura).

En cuanto a la longitud del cuerpo, son más o menos similares, se les considera cucarachas grandes.

Registro no.0007105-15, 2011. Sto. Dgo. Rep. Dom. acalfau@yahoo.es

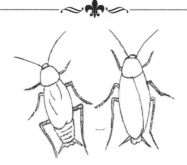

Blatta - Periplaneta

Debe entenderse como posible que la misma especie presente diferencias morfológicas atendiendo a las características particulares de su lugar de desarrollo; se hace esta aclaración porque difieren los valores de longitud y la valoración del color que citan los diferentes autores, por tanto, no deben considerarse absolutos.

A cada una de las diferentes especies se le atribuye un color determinado que varía desde marrón, rojizo, café, marrón oscuro, etc.

Periplaneta americana, Linneo 1758

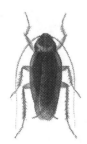

La cucaracha americana es originaria de África tropical y fue introducida a América a principios del siglo XVII, quizás por el tráfico de esclavos. Su color es marrón rojizo, excepto por una banda pálida (no amarilla) alrededor de la de los bordes del pronoto. Los adultos miden de 34 a 53 mm; algunos la consideran la mas grande de las cucarachas. Las alas del macho se extienden más allá de la punta del abdomen mientras que las de la hembra no sobrepasan la punta. Son voladoras de pobre a moderadamente buenas. Puede vivir hasta cuatro años en condiciones de laboratorio.

Esta cucaracha es uno de los insectos más rápidos del mundo, con una velocidad punta de 1,5 metros por segundo

Registro no.0007105-15, 2011. Sto. Dgo. Rep. Dom. acalfau@yahoo.es

(5,4 kilómetros por hora). Es decir, que en un segundo recorre 50 veces la longitud de su cuerpo (30 cm). Trasladado a la escala humana, para un individuo de 1.77 m, sería el equivalente a desplazarse a unos 320 kilómetros por hora.

Periplaneta australiasea, **Fabricius 1775**

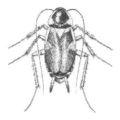

La cucaracha australiana, a pesar de su nombre, es oriunda de Asia. Es similar en forma y tamaño a la cucaracha americana; se pueden diferenciar por lo pronunciado del color amarillo de los bordes del pronoto que encierran una mancha lobulada y por dos marcas claras en los bordes de las alas hacia la base de éstas; el resto del color, marrón rojizo oscuro. Sus antenas son mas largas que la longitud de su cuerpo. Pueden llegar a medir hasta 5 cm. Les gusta vivir entre la vegetación y los alrededores del jardín. Durante su vida, una hembra produce entre 20 y 30 ootecas de 24 huevos, que colocan entre grietas y hendiduras. Alcanzan la adultez a los 5 o 6 meses y su vida de adulto es de 4 a 5 meses.

Periplaneta brunnea, **Burmeister 1838**

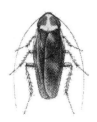

La cucaracha café o brown cockroach es muy similar a la cucaracha americana; tiene el cuerpo mas ancho y tiene manchas suaves en el tórax. Viven en zonas urbanas y rurales, es común encontrarlas en la corteza de los árboles o palmeras. Sus ootecas tienen un promedio de 24 huevos y generalmente son pegadas en cemento o yeso. Los individuos adultos miden alrededor de 30mm, requieren alrededor de seis meses para alcanzar la adultez y pueden vivir hasta un año.

Registro no.0007105-15, 2011. Sto. Dgo. Rep. Dom. acalfau@yahoo.es

Periplaneta. Fuliginosa, Serville 1839

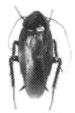

Llamada cucaracha café ahumada, marrón oscura y smokybrown cockroach. Muy cercana a la americana filogenicamente hablando, pero algo menor de tamaño. Fue reportada en el sur de la Florida a principios del siglo 20 y se ha desarrollado como plaga hacia la costa del golfo, especialmente en el área del este y sur del río Mississipi. Su ciclo de vida desde huevo a adulto ronda por 320 días, y de adulto pueden vivir hasta un año. El período de incubación de los huevos es de 45 días y produce ootecas de 20 huevos que depositan o pegan en lugares protegidos, escondidos y seguros.

El adulto es de color marrón oscuro o caoba, tiene las alas mas largas que el cuerpo; son buenas voladoras y son atraídas por las luces de la noche; longitud del cuerpo: 30 mm. Le gusta los lugares húmedos y poco aireados.

Blatta orientalis, Linneo 1758

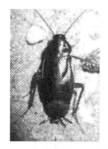

Se le conoce como cucaracha negra, oriental, común o del Viejo Mundo. Su origen es incierto pero se considera que procede de la región entre el África del norte y el sur de Rusia. De color generalmente negro brillante que puede variar a marrón rojizo brillante; protórax uniformemente oscuro. No vuelan. Los adultos miden alrededor de 25 mm, las hembras adultas son algo más grandes que los machos. Los machos alcanzan la madurez sexual en menos tiempo que las hembras, desde la eclosión del huevo, consumen 164 días y 7 mudas; las hembras, en cambio, necesitan 282 días y 10 mudas. La vida del adulto puede ser hasta de seis meses. La hembra produce durante su vida ocho ootecas de 16 huevos.

Registro no.0007105-15, 2011. Sto. Dgo. Rep. Dom. acalfau@yahoo.es

Control de cucarachas peridomésticas

La limpieza y el manejo adecuado de los alimentos y la basura es el primer paso para el control de esta plaga. El control de las cucarachas peri domésticas es relativamente fácil, ya que son particularmente susceptibles a la acción de la mayoría de los insecticidas de contacto, diferente a las domésticas, las cuales escapan al efecto del veneno y crean fácilmente resistencia al producto.

La cucaracha peri doméstica necesita seis meses y más para alcanzar la adultez reproductiva mientras la doméstica con dos meses le basta. Si hoy se aplica insecticida contra cucarachas peri domésticas, muere la gran mayoría; si quedan huevos vivos, nacerán y estarán aptos para multiplicarse, seis meses después.

Aplicar insecticidas domésticos líquidos, orientando la aplicación a los lugares de circulación de la cucaracha, resulta ser sumamente efectivo. La aplicación se hace en los alrededores de la vivienda o construcción, cocina, área de servicios, basurero y la vía al basurero. Las cucarachas, como son casi ciegas, generalmente caminan por los borde de las paredes para tener un lado asegurado. Espolvorear ácido bórico por los mismos lugares mencionados es otra alternativa viable de control; la acción es mas lenta pero más segura y además, el ácido bórico es también desinfectante.

Registro no.0007105-15, 2011. Sto. Dgo. Rep. Dom. acalfau@yahoo.es

Capítulo 7

La mosca

Generalidades

Otra plaga que asegura su desarrollo con las mismas condiciones ambientales que favorecen la multiplicación de las cucarachas, las ratas y los ratones, es la mosca común.

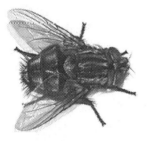

Mosca domestica

Si no más, tan asquerosa como aquellos tres, con el agravante de que sus alimentos preferidos resultan ser los excrementos de todo animal vivo así como sus cadáveres. *Mosca* es el nombre genérico de un extenso grupo de especies de insectos clasificados en el orden de los dípteros (dos alas). Se han clasificado unas 120,000 especies de dípteros, y algunos científicos estiman que hay un millón de especies vivas hoy en día. Así pues, de cada diez especies animales reconocidas por la ciencia, una es díptero; además, existen muchas más especies distintas de dípteros que de vertebrados. Ya mencionábamos en el capítulo del mosquito la gran diversidad de este orden compuesto por más de 80 familias.

En el ámbito doméstico, los géneros de moscas que más se relacionan con el hombre pertenecen a la familia *Muscidae*.

Mosca doméstica o común.
Musca domestica, Linneo 1758

Es la mosca más habitual en la mayoría de los climas de la tierra. Es capaz de acarrear cerca de 100 enfermedades patógenas, tales como la fiebre tifoideas, el cólera, la salmonella, la disentería de bacilos, la tuberculosis, el ántrax, gusanos parásitos, etc. La evolución de esta especie de plaga a través de los tiempos, y al igual que otras plagas, ha sido en torno a la cadena alimenticia del hombre y constituye, entre todas las moscas, la de mayor amenaza para el hombre. Esta es la mosca que se considera como plaga doméstica por excelencia.

Clasificación:

Reino: *Animal.*
Phylum: *Artrópodos.*
Clase: *Insecta.*
Orden: *Díptera.*
Familia: *Muscidae.*
Género: *Musca.*
Especie: *Musca domestica.*

Morfología

La mosca doméstica adulta puede llegar a medir de 5-8 mm de longitud. Su tórax es de color gris, con cuatro líneas longitudinales en la espalda. La parte baja del abdomen es amarilla. Posee ojos compuestos de color rojo. La mosca hembra es un poco más grande que la mosca macho y poseen un espacio mayor entre sus ojos.

El cuerpo de la mosca está cubierto de gran cantidad de finos pelos, que igualmente crecen en las alas y las patas y con los cuales pueden saborear, oler y sentir.

Los tarsos de las patas terminan en cojinetes erizados de pelos viscosos que le permiten trepar con suma facilidad por todo tipo de superficies; por medio de esas pegajosas almohadillas recoge y propaga millones de gérmenes que pueden afectar al ser humano. La mosca se asea de manera

183

constante quitándose de encima la suciedad que carga y así disemina toda esa porquería por doquier.

Morfología de la mosca

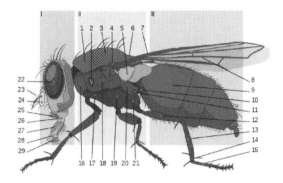

1: prescutum; 2: espiráculo delantero; 3: scutum; 4: basicosta; 5: calypters; 6: scutellum; 7: vena; 8: ala; 9: segmento abdominal; 10: balancín; 11: espiráculo posterior; 12: fémur; 13: tibia; 14: espolón; 15: tarso; 16: propleura; 17: prosternón; 18: mesopleura; 19: mesosternón; 20: metapleura; 21: metasternón; 22: ojo compuesto; 23: arista; 24: antena; 25: palpos maxilares; 26: labium; 27: labellum; 28:seudo tráquea; 29: trompa.

La boca de la mosca doméstica es una probóscide formada por dos lóbulos blandos situados en el extremo de la trompa. No tiene aparato masticador, por lo que la mosca debe ablandar el alimento para poder digerirlo. Con este fin, vomita (regurgita) sobre los alimentos una gota de su última digestión.

Asimismo, las gotas del jugo digestivo se mezclan con su excremento y dan origen a manchas negruzcas que aparecen sobre los alimentos donde se posa. La mosca es atraída por las heces de todo tipo y por toda la materia orgánica putrefacta o en descomposición. No vive más de 48 horas sin agua.

Los ojos de la mosca son de los más complejos en el mundo de los insectos. Son compuestos con muchas facetas o lentes individuales, cada uno representando una unidad individual

Registro no.0007105-15, 2011. Sto. Dgo. Rep. Dom. acalfau@yahoo.es

para detectar la luz; cada ojo tiene 2,000 unidades de lentes, y como no tienen párpados, la mosca se los frota con las patas para mantenerlos limpios.

Las alas tienen una configuración parecida a las alas de un avión: el borde anterior está engrosado por las venas anteriores y el borde posterior es simplemente membranoso; las venas se hacen más finas hacia atrás, la diferencia es, que mientras las del avión son fijas, las de la mosca son móviles y ademas, se mueven simultáneamente. Su aleteo promedio es de 500 veces por segundo, su velocidad de vuelo alcanza 65 km. por hora y pueden volar hasta 10 km en línea recta en 24 horas.

Reproducción

Las moscas tienen el aparato reproductor en el último segmento del abdomen. La hembra presenta un ovipositor segmentado que puede ser extendido y retraído para facilitar la puesta de los huevos; dispone de estructuras sensoriales que ayudan la hembra a seleccionar lugares de oviposición apropiados.

El macho posee piezas genitales posteriores que se presentan generalmente ocultas. Durante el apareamiento, los complejos lóbulos de las piezas genitales del macho se cierran en torno al ovipositor femenino para inyectar el esperma en el interior de la hembra.

Los espermatozoides se dirigen hacia la espermateca o zona de almacenamiento en el sistema reproductor de la hembra, y quedan ahí disponibles para la fecundación de los huevos durante su trayecto descendente por el oviducto. De esta forma, una hembra puede poner varios lotes de huevos fecundados tras sólo una cópula finalizada con éxito.

La mosca hembra normalmente se aparea una sola vez en su vida y cuando está apta para ello, atrae al macho produciendo una feromona sexual volátil. El macho atrapa a la hembra en el

Registro no.0007105-15, 2011. Sto. Dgo. Rep. Dom. acalfau@yahoo.es

aire, pero la cópula tiene lugar una vez se han posado sobre alguna superficie. La hembra empieza a poner huevos 3-4 días después del apareamiento.

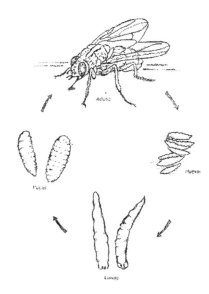

La mosca se desarrolla por metamorfosis completa (huevo, larva, pupa y adulto). El huevo se toma de 12 a 24 horas para abrir. Las larvas pueden durar hasta siete días para convertirse en pupa, la cual pasa a ser adulto a los cuatro a cinco días. Las tres etapas del estado larvario duran de 3 a 24 días, según la temperatura. El adulto puede durar hasta cuatro semanas. En época de calor, en un mes se pueden producir dos o más generaciones de moscas.

El medio de cultivo ideal para la postura del huevo es la materia orgánica húmeda y cálida; en zonas urbanas, la basura es la fuente más importante para la alimentación de las larvas. El estiércol de caballos y la cama de granja de pollos (gallinaza) son sus preferidos en los ambientes rurales. Las moscas descansan, siendo sus lugares preferidos las orillas o bordes. En las casas, los techos, cuerdas y cordones eléctricos. En el exterior, en las cercas, cables eléctricos y ramas de los árboles.

Otras especies de moscas con las que el hombre puede tener relación alguna vez, son:

Mosca doméstica menor.
Fannia canicularis, Linneo 1761

Es más pequeña que la mosca doméstica común pues sólo mide 5-6 mm de longitud. El adulto es de color gris-negruzco, con tres rayas negras longitudinalmente dispuestas sobre el dorso del tórax, cuyos lados son de color algo más claro; las patas son negras y los halterios amarillos. La cabeza es gris, con rayas frontales negras y lados grises.

Mosca de los establos.
Stomoxys calcitrans, Linneo 1758

La mosca de los establos adulta es poco más o menos del mismo tamaño que la mosca doméstica común, pero puede ser fácilmente distinguida por las piezas bucales. La mosca de los establos tiene una probóscide con capacidad de succionar sangre, pues es hematófaga. Durante la picada, la ingesta de sangre requiere de 2 a 5 minutos para que la mosca quede satisfecha. Estas moscas suelen encontrarse en las partes inferiores de los animales, en particular en la mitad inferior de las patas y pueden atacar a las personas igual que al ganado.

Falsa mosca de los establos.
Muscina stabulans, Fallén 1927

La falsa mosca de los establos no succiona sangre y presenta unas piezas bucales semejantes a las descritas para la mosca doméstica común. Es de mayor tamaño y más robusta que la mosca doméstica. Su color general es gris oscuro, con la cabeza de un gris blanquecino más claro.

Mosca negra de las basuras. *Ophyra spp*

Las especies del género *Ophyra* son de color negro brillante y su tamaño es alrededor de dos tercios del de la mosca doméstica común.

Registro no.0007105-15, 2011. Sto. Dgo. Rep. Dom. acalfau@yahoo.es

Moscardas o moscardones de la carne

Las moscardas de la carne son moscas robustas y vellosas con brillo metálico en el cuerpo y de varios colores: verde, azul, negro bronceado, cobrizo. Suelen encontrarse en los alrededores de mataderos, carnicerías, granjas e instalaciones de producción animal.

La mosca y la salud pública

Se ha comprobado que en la superficie pilosa del cuerpo de una mosca doméstica pueden encontrarse hasta tres millones de bacterias y que solo una puede infectar a una familia entera. Debemos saber que la mosca transmite enfermedades de manera mecánica; cumple su papel dentro de la patogenia de las enfermedades que transmite, como medio de transporte del patógeno, desde su lugar de origen, basura, excrementos y cadáveres, hacia el ser humano. La participación de la mosca en la difusión de enfermedades solo se estima posible, no se han establecido estadísticas al respecto.

Con la mosca severifica la misma realidad que con la cucaracha, en lo se refiere que a la transmisión de enfermedades.

Ambas tienen el mismo potencial diseminador de agentes patógenos; no obstante, la mosca posee una capacidad aun mayor, debido a su mayor capacidad de desplazamiento, sus hábitos alimenticios y su nauseabunda digestión. (Ver peligro para la salud pública. Pag.166).

Se considera que las enfermedades que más comúnmente puede transmitir la mosca son las siguientes: cólera, fiebre tifoidea, disentería, salmonelosis y parásitos intestinales, enfermedades que entran por la boca del ser humano; y el tracoma o conjuntivitis, infección que la mosca hace llegar al ojo del hombre. A continuación, se tratan el cólera y la conjuntivitis.

Cólera

El cólera es una enfermedad bacteriana intestinal producida por varios tipos de *Vibrio cholerae*; se caracteriza por comienzo repentino de diarrea acuosa y profusa sin dolor, náuseas y vómitos, en el comienzo de la enfermedad y deshidratación rápida en casos no tratados; acidosis, colapso circulatorio, hipoglucemia en niños, insuficiencia renal y muerte, la cual ocurre generalmente por deshidratación del paciente. El reservorio de la enfermedad es el ser humano y la transmisión se realiza por la ingestión de agua o alimentos, en forma directa o indirecta, contaminados con heces o vómitos de individuos infectados. El período de incubación es de unas horas a cinco días; por lo común, 2 a 3 días.

El tratamiento de los enfermos incluye tres elementos fundamentales: rehidratación intensiva, aplicación de antibióticos y manejo de los síntomas o complicaciones. Hay vacunas, pero de eficacia temporal, por lo que no se recomiendan para enfrentar brotes masivos.

Los antibióticos utilizados contra esta enfermedad som: tetraciclina, dioxiciciclina, furazolidona, y eritromicina; condicionados por la resistencia de la cepa o tipo de la Vibrio actuante. En la actualidad, el cólera tiene presencia mundial. Todo caso de cólera debe ser notificado a la autoridad de salud correspondiente, quien a su vez debe hacer llegar la información a la OMS.

Tracoma o conjuntivitis

Infección ocular definida como conjuntivitis por clamidias; de comienzo insidioso o repentino, la infección puede persistir durante varios años si no se trata. El agente infeccioso es *Chlamidia trachomatis* con cuatro variantes; el período de incubación es de 5 a 12 días; su distribución es mundial, presentándose con mayor frecuencia en las comunidades rurales mas pobres de los países en desarrollo. En las zonas endémicas, la enfermedad afecta a los niños, cede durante la adolescencia y deja grados variables de cicatrices que pueden ser invalidantes. El tracoma puede causar ceguera. La infección es por contacto directo con secreciones infectantes de los ojos o nasofaringeas de personas infectadas o por contacto indirecto con toallas, ropa u objetos contaminados del enfermo. El tratamiento se hace con pomadas de tetraciclina o eritromicina. Las sulfonamidas, las tetraciclinas, la eritromicina y la azitromicina por vía oral también son efectivas en la fase activa de la enfermedad.

Control de la mosca doméstica

El control de la mosca doméstica consiste en reducir las poblaciones larvarias y adultas del insecto. Si bien los casos de incidencia de esta plaga pueden ser muy particulares, las acciones para su control se pueden generalizar al considerar que algunas prácticas se cumplen para el control de otras plagas como los roedores y las cucarachas.

La medida fundamental siempre es la higiene; manejo adecuado de todo tipo de alimentos y desperdicios. En ambientes donde prevalece la basura, restos de cosechas o frutas, alimentos en descomposición y excrementos de animales, la aplicación de insecticidas se hace necesaria para evitar la irrupción de esta plaga a los sitios propios de preparación y consumo de alimentos.

La aplicación de insecticida debe hacerse desde los alrededores del área afectada por la presencia de la mosca, hacia él o los sitios de donde proviene y hasta el foco, si es posible. Los focos de desarrollo de la mosca, donde se crían los huevos que ella pone, generalmente corresponden a acumulaciones de algún tipo de basura o excremento humano o animal.

Los piretroides suelen ser efectivos contra las moscas, a sabiendas que hay cepas de moscas que ya son resistentes a diferentes insecticidas, por lo que si alguno parece no dar resultado a la dosis recomendada, primero debe probarse subiendo la dosis, y si los resultados no mejoran, cambiar el veneno.

Al cambiar el veneno no solo debe cambiarse el nombre del mismo, fíjese que el ingrediente activo sea diferente (cipermetrina, lamda-cyalothrin, deltametrina, permetrina, decametrina, etc).

Domésticamente, la mosca afecta el comedor y la cocina o donde hay comida, atraída por el aroma de los alimentos. También es atraída por el olor de los excrementos de las mascotas y la basura en general. Aparecen en el mercado cebos contra moscas que pueden dar resultado en espacios pequeños. Nuestra recomendación contra la mosca: aplicación de piretroides insistentemente hasta que la población del insecto muestre su mínima expresión.

El uso de aparatos tales como matamoscas, trampas de carnada, trampas de luz ultravioletas, trampas pegajosas, etc, pueden eliminar muchas moscas en interiores. Un matamoscas de mano es un método ocasional económico de control contra las moscas. Los escrines de puertas y ventanas contra los mosquitos, funcionan contra las moscas.

Una forma particular de mantener la mosca alejada es colgando fundas plásticas transparentes llenas de agua. Esta técnica es utilizada con éxito en comedores y cocinas. La mosca simplemente se aleja, se va. Este fenómeno se explica así: el reflejo que la mosca capta cuando se mira en la funda de agua la asusta y la espanta.

Registro no.0007105-15, 2011. Sto. Dgo. Rep. Dom. acalfau@yahoo.es

Capítulo 8

Insectos xilófagos

Los insectos xilófagos son aquellos que se nutren de madera; el término xilófago se deriva de los vocablos griegos, *xylon*, madera y *phag*, comer. En realidad, estos insectos lo que aprovechan de la madera es la celulosa, componente importante de la pared de las células vegetales. La celulosa es un hidrato de carbono formado por múltiples moléculas de glucosa, su fórmula empírica es $(C_6H_{10}O_5)_n$, con el valor mínimo de n= 200. Industrialmente, el hombre utiliza la celulosa en la fabricación de papel y cartón, por lo que estos materiales, al igual que cualquier producto que la contenga, es susceptible al ataque de estos insectos.

El aparato bucal de los xilófagos es masticador y la digestión de la celulosa la realizan al amparo de la flora microbiana que vive en simbiosis en su tracto digestivo.

Los insectos xilófagos se pueden clasificar, según su ciclo biológico, en insectos de ciclo larvario o del tipo de metamorfosis completa como las carcomas, y en insectos sociales como las termitas, las cuales presentan metamorfosis incompleta. Se constituyen en plagas por el daño que ocasionan a la madera utilizada por el hombre en la construcción de viviendas o del mobiliario de éstas.

Tanto las termitas como las carcomas dañan la madera; no obstante, sus mecanismos de acción son diferentes. Las termitas establecen una población de numerosos individuos a partir de un único par de reproductores, los cuales pueden permanecer hasta 25 años reproduciéndose; la colonia puede existir indefinidamente pues cuando los reproductores iniciales o alguno de ellos muere, son reemplazados por reproductores nuevos. En el caso de las carcomas, un par de reproductores,

Registro no.0007105-15, 2011. Sto. Dgo. Rep. Dom. acalfau@yahoo.es

que viven alrededor de cuatro semanas, producen huevos que depositan en la madera; las larvas que nacen son las que se alimentan de ésta, persistiendo hasta doce años en este estado hasta que se convierten en pupas y posteriormente en adultos, los cuales reinician el ciclo.

Se puede diferenciar si el ataque es producido por termitas o por carcomas, atendiendo a la apariencia de los residuos del daño que provocan y que en realidad son los excrementos producto de la digestión de la celulosa: la termita excreta una especie de bolitas; el excremento de las carcomas es fino, con aspecto de serrín o harina.

Los insectos xilófagos no enferman, sino que producen daño económico.

Daño económico

La importancia de esta plaga no es que transmita alguna enfermedad, sino el daño económico que provoca: 2 billones de dólares anuales en Estados Unidos (Dr. Nan Yao Su); 325 millones de dólares en Francia (Dr. J.L. Clement 2000); en Australia, entre 40 y 50 millones; en Chile, 28.5 millones, solo en la zona Metropolitana.

Las termitas o comején

Las termitas son insectos xilófagos clasificados en el orden Isóptera (alas iguales), filo Artrópodos del reino Animal; su origen es tropical y subtropical, aunque se adaptan a clima templado. Se han identificado más de 2,500 especies de termitas, y se calcula que existen 40 millones de termitas por cada ser humano. Se han constituido en plaga doméstica dañando la madera de las viviendas, construcciones y muebles del ser humano.

La clasificación de las termitas siempre ha sido controversial; esto debido a quienes parecen ser sus parientes más cercanos: las cucarachas y la mantis religiosa (*Mantis religiosa*). Algunos taxónomos colocan a las cucarachas, a las termitas y a la mantis en un mismo orden: *Dictióptera*, al cual dividen en tres sub-órdenes, *Isóptera, Mantidae y Blattaria*. Estos tres sub-órdenes coinciden en presentar cabeza hipognata, pronoto desarrollado, dos pares de alas, metamorfosis incompleta y aparato bucal masticador.

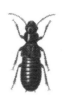

La controversia no ha quedado ahí. Un estudio reciente de secuenciación al ADN de cinco genes de 107 especies de *Dictióptera* (termitas, cucarachas y mantis), realizado por científicos ingleses con el fin de desarrollar una imagen evolutiva de la especie, concluyeron que las termitas no son mas que cucarachas sociales que comen madera, por lo que deberían ser clasificadas como una familia (*Termitidae*) del orden *Blattaria*.

Existe una termita, la termita gigante del norte o termita gigante norteña, (*Mastotermes darwinensis*, Froggat 1897), propia de Australia, en la que se nota la familiaridad de las termitas con la cucaracha: la parte anterior de su cuerpo es de termita y la parte posterior, el abdomen, es de cucaracha, similar al género *Cryptocercus* de la familia *Cryptocercidae* de los *Blattodeos* y al que pertenece la cucaracha maderera, también conocida como cucaracha de caperuza marrón. La termita gigante norteña es muy voraz y ha desarrollado la habilidad de abrirse paso dentro de un árbol vivo y descortezarlo de tal forma que muera y se convierta en el centro de una colonia. Esta termita se asemeja también a la cucaracha, en el hecho de que pone sus huevos en ootecas (única termita que hace eso) y posee tarsos con cinco segmentos. La cucaracha maderera, por su parte, se alimenta de madera, la cual digiere auxiliada por simbiontes similares a los de las termitas; asimismo, presenta una organización social poco desarrollada en la que una pareja vive con sus descendientes en pequeños grupos de alrededor de veinte individuos.

A las termitas, erróneamente se les suele llamar hormigas blancas, con las cuales no tienen parentesco alguno. En las hormigas, los machos fecundan una única vez a la reina, muriendo éstos y quedando la reina fecundada de por vida. En cambio, en las termitas, el macho o rey fecunda periódicamente a la reina de manera que no muere, sino que vive en el interior del termitero.

Los Isópteros

Los isópteros (*isos* = igual, *pteron* = ala), comején o termitas, son insectos sociales de organización avanzada; viven en colonias, nidos o termiteros, donde diferentes tipos de individuos son responsables de determinadas labores para el beneficio común de la colonia. De esta forma, los individuos están divididos en castas: reproductores, soldados y obreras; con la particularidad de que las ninfas o individuos jóvenes trabajan, diferente a lo que ocurre con los otros insectos sociales (abejas y hormigas) de los cuales, solo los adultos trabajan. Los isópteros deben su nombre a la peculiaridad de los adultos de poseer dos pares de alas iguales.

Los paleontólogos adjudican a las termitas más de 200 millones de años de existencia, tiempo que han vivido en armonía con la naturaleza, alimentándose de árboles secos, descomponiéndolos y reintegrándolos como materia orgánica al ecosistema, jugando un papel importante en la regulación de los procesos físico-químicos de los suelos.

La deforestación, unida a los cambios consecuentes que ésta produce en la realidad ambiental, ha desplazado a las termitas hacia los centros urbanos, donde se han constituido en plaga para los seres humanos.

Reproducción

Se asevera que las termitas viven en colonias cuando en realidad viven en familia. Todos los componentes de una colonia provienen de la misma pareja que da inicio a dicha colonia.

Las termitas se reproducen mediante un proceso de metamorfosis incompleta, igual que las cucarachas, con la diferencia que los adultos son diferenciados según las necesidades de la colonia. La colonia se establece al emparejarse dos de los llamados reproductores suplementarios, procedentes de alguna colonia en expansión. Los individuos de sexo opuestos se aparean al identificarse por medio de feromonas; ubican un nido en alguna cavidad, donde se produce el cortejo y durante el cual ocurre la autonomía (perdida de las alas) y los tándems (contacto de las antenas del macho con el abdomen de la hembra).

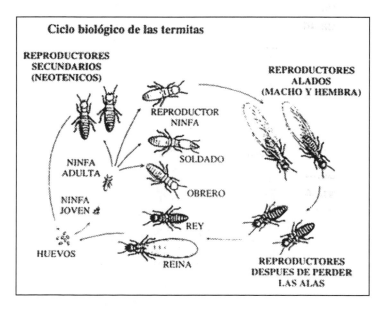

A seguidas, la pareja construye el copulario o nido donde realizan una amputación mutua, total o parcial de las antenas. Luego se produce la cópula y la primera puesta de huevos, lo que origina un nuevo nido y una nueva sociedad (Camousseight, 1999).

De este apareamiento inicial nace la primera puesta de huevos, los cuales son cuidados por la pareja; estos huevos producirán las primeras ninfas, las cuales son alimentadas por la madre.

Registro no.0007105-15, 2011. Sto. Dgo. Rep. Dom. acalfau@yahoo.es

Estas primeras ninfas, al desarrollarse se convierten en obreras que se encargan de construir el termitero y de cuidar y alimentar la pareja real y a las otras ninfas.

Al principio, la reina solo produce obreras, mas adelante, cuando el número de obreras es elevado, aparecen los primeros soldados y finalmente los reproductores suplementarios que reiniciarán el ciclo.

Una pareja real puede durar hasta 25 años activa, produciendo hasta 10 millones de huevos; a veces hasta 4,000 por día. Los reproductores reales necesitan de 4 a 7 meses para alcanzar la adultez; las obreras, menos tiempo.

Las termitas se desarrollan a partir de un nido o termitero y suelen ser clasificadas atendiendo al sitio donde fabrican el nido. Los nidos pueden ser: epigeos, sobre la superficie de la tierra; arbóreos, construidos entre las ramas de árboles y subterráneos, construidos por debajo de la superficie de la tierra.

Las termitas pueden desplazarse hasta 30 metros a partir del nido para buscar su alimento.

En cuanto a la producción de las diferentes castas o forma final de vida de los individuos componentes de la colonia, se considera que son oportunistas; esto así, porque la colonia produce diferentes castas a su propia conveniencia. Por ejemplo, si muere uno de los reproductores reales, se origina el reemplazo automático (*reproductores neoténicos*). De la misma forma, si se necesitan mayor número de soldados, más soldados serán producidos, y si la colonia requiere de un mayor número de individuos, aparecen hembras reproductoras auxiliares las cuales serán fecundadas por el rey.

La capacidad de producir individuos de castas diferentes a conveniencia de la colonia, es atribuida a la producción de feromonas, o sea, sustancias químicas secretadas por un individuo con el fin de provocar un comportamiento determinado en otro individuo de la misma u otra especie.

Las termitas tienen la particularidad de lamerse entre sí, lo que les permite no sólo su limpieza, sino también impregnarse

Registro no.0007105-15, 2011. Sto. Dgo. Rep. Dom. acalfau@yahoo.es

de secreciones glandulares (feromonas) que difunden por toda la colonia, lo cual asegura el reconocimiento entre si, de los miembros de una misma colonia y el control de las proporciones de cada una de las castas. Cuando los individuos de un termitero se alejan mucho de la pareja real, dejan de estar influenciados por la feromona que ésta produce para impedir su desarrollo sexual y pueden desarrollarse como reproductores suplementarios.

Alimentación

La alimentación de la colonia está a cargo de las obreras, las cuales ejercen su labor pasando a los demás individuos el alimento que transportan en sus estómagos, vía boca-boca o ano-boca. A este fenómeno se le llama trofalaxia ("estómago social"). Este mecanismo sirve para repartir entre los sujetos de la colonia los protozoos simbióticos que favorecen la digestión de la madera y las feromonas que regulan la composición y comportamiento de dicha colonia.

Además de aprovechar la celulosa de la madera para su alimentación, las termitas también se nutren de hongos microscópicos que ellas mismas cultivan; asímismo, se benefician de las secreciones que emiten algunos insectos coleópteros (escarabajos), quienes viven con ellas de forma simbiótica, dentro del termitero. Igualmente, las termitas consumen el exoesqueleto quitinoso de las mudas, así como también los individuos muertos.

Las termitas mezclan sus excrementos con tierra, madera y saliva para construir sus nidos y fabricar túneles o galerías por los cuales se desplazan para buscar su alimento. El nido y los túneles no tienen contacto directo con el exterior, manteniendo condiciones de ausencia total de luz y de humedad relativa mayor del 50%.

Registro no.0007105-15, 2011. Sto. Dgo. Rep. Dom. acalfau@yahoo.es

Morfología y organización social

Los insectos sociales, tales como las termitas, abejas, hormigas y avispas, se caracterizan por formar colonias basadas en castas diferenciadas.

En el caso de las termitas, se distinguen cuatro tipos de individuos diferentes o castas, cada una con características morfológicas y responsabilidades particulares:

1. Reproductores suplementarios

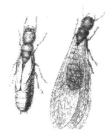

Adultos, reproductores sexuales primarios. Es la casta de los reproductores, macho y hembra que se constituyen en rey y reina para formar una nueva colonia. Se caracterizan por tener la cabeza casi esférica, ojos compuestos laterales acompañados de un ojo simple; antenas moniliformes y armadura bucal de tipo masticador, con mandíbulas muy esclerosadas. Tórax con tres segmentos casi iguales, con patas típicamente andadoras, alas translúcidas, generalmente el doble del largo del cuerpo, todas en la base con una zona de quiebre por donde se desprenden después del vuelo nupcial, previo a la cópula que da inicio a la formación de la colonia.

El color de su tegumento es negro, por lo que pueden confundirse con hormigas aladas. Se puede diferenciar la hormiga alada de la termita alada: la hormiga alada tiene dos pares de alas, el par frontal es más grande que el par posterior; la termita alada tiene dos pares de alas, ambas del mismo tamaño. Otra forma de diferenciar a simple vista, la termita de la hormiga, es fijarse que en la termita la cabeza y el abdomen parecen estar unidos, mientras que en las hormigas, la cabeza y el abdomen están bien diferenciados, presentando un constreñimiento o cintura entre ellos. Vale la pena mencionar que las hormigas son enemigas de las termitas y sus depredadores naturales.

Registro no.0007105-15, 2011. Sto. Dgo. Rep. Dom. acalfau@yahoo.es

2. Obreras

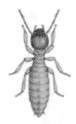

Individuos sexualmente inmaduros y estériles, pueden ser macho o hembra. De coloración muy pálida, blanco amarillenta con sólo las mandíbulas pigmentadas y esclerosadas. Son ciegas y no tienen alas (ápteros). De las obreras depende el grueso del trabajo del termitero. Entre las funciones que desarrollan se pueden citar: búsqueda de alimento, construcción de galerías, cuidar y alimentar a las ninfas, soldados, reina y rey, acicalar y limpiar las demás castas y protección de la colonia, entre otras, la alimentación de las ninfas, la realizan boca-boca (trofalaxia) o boca-ano. Las obreras requieren un largo período de desarrollo y presentan una longevidad que alcanza hasta dos años o más.

3. Soldados

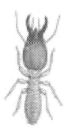

Esta casta es característica del Orden *Isóptera* y su proporción en la colonia es menor a la de las obreras. Sus funciones son básicamente defensivas; protegen la cámara nupcial y los huevos del ataque de depredadores como las hormigas o termitas de otras colonias; también se concentran en las aberturas hacia el exterior del nido, con el fin de proteger la colonia.

Tienen la cabeza y las mandíbulas hipertrofiadas; conjunto que luce color oscuro debido al depósito de esclerotina (proteína de gran dureza que confiere resistencia a la cutícula de los insectos) y que contrasta con el color amarillento del resto del cuerpo. Las mandíbulas son su arma de defensa contra sus enemigos. Son ciegos, ápteros y no pueden alimentarse por sí mismos debido a la morfología de sus mandíbulas; son alimentados por las obreras con comida regurgitada.

Registro no.0007105-15, 2011. Sto. Dgo. Rep. Dom. acalfau@yahoo.es

4. El rey y la reina

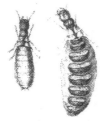 El rey y la reina, llamados también pareja real y reproductores primarios, se encargan de producir huevos y de controlar la estructura social del termitero; esto último lo hacen mediante la segregación de feromonas. El papel del macho es fecundar la reina, lo que hace repetidamente cada vez que a la reina se le han acabado los huevos fértiles que va poniendo progresivamente. La reina no camina debido a que su abdomen se ensancha para albergar miles de huevos, creciendo en tamaño miles de veces más que su tamaño normal; la cabeza y el tórax conservan su tamaño. El rey permanece junto a ella a la espera de que necesite una nueva fecundación. La reina es alimentada y acicalada por las obreras, y protegida junto al rey por los soldados.

Enjambrazón

El o la enjambrazón se produce generalmente una vez al año (entre primavera y otoño, según la especie y la zona) en el momento en que las poblaciones están ya bien implantadas y generalmente en días lluviosos. En este momento, centenares de reproductores primarios salen volando por los orificios creados por las obreras.

Estos reproductores son alados y de color oscuro. Su vuelo es muy corto. Al capricho del azar, individuos de colonias diferentes forman parejas; las más afortunadas que encuentren una cavidad en la madera donde anidar, se podrán reproducir y crear una nueva colonia; las demás mueren.

Normalmente, la enjambrazón es dictaminada mediante la transmisión de feromonas producidas por la jerarquía de la colonia que ha decidido la expansión. No obstante, la enjambrazón puede ser inducida por causas externas, como por ejemplo, por causa del mal tiempo o debido a la manifestación de condiciones adversas a la realidad de vida normal de la colonia. La aplicación de insecticida o de tratamientos de madera contra ciertos ataques de termitas, suelen también motivar la enjambrazón.

Tipos de termitas

Las termitas que afectan al hombre se clasifican en tres grupos: de madera seca, de madera húmeda y subterráneas; la calificación que se le da a cada grupo las define de por si.

Termitas de madera seca

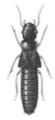

Este tipo de termita, llamada también termita de los muebles, permanece durante toda su vida en las estructura de madera y no tienen contacto con el suelo. El desarrollo de la colonia es muy lento; la reina sólo pone de 1 a 2 huevos por día y la colonia no suele ser muy numerosa, de 100 a 250 individuos. Las perforaciones de entrada están tapadas por una secreción que forma una película fina, quedando el orificio casi invisible. Estas termitas suelen colonizar madera muerta con un contenido de humedad entre 10 y 12%.

Pueden coexistir múltiples colonias en un mismo trozo de madera. El agua que necesitan para su existencia la producen en el proceso de la digestión de la celulosa; no necesitan fuente de agua para sobrevivir. Tienen cuerpo cilíndrico de color café claro y su organización social manifiesta tres castas básicas: los reproductores, rey y reina; los soldados que se encargan de la seguridad de la colonia y las ninfas o individuos jóvenes, que realizan las labores propias de las obreras de otras especies de termita. Los soldados son pocos, apareciendo en proporción de uno entre más de cuarenta individuos de la colonia, miden 4 - 5 milímetros, cabeza cuboide de color oscuro, frente cóncava y mandíbulas cortas. Los machos y hembras fértiles alcanzan hasta 0.5 pulgadas (13 milímetros).

Registro no.0007105-15, 2011. Sto. Dgo. Rep. Dom. acalfau@yahoo.es

La especie mas representativa de este tipo de termita es la *Criptotermes brevis*, Walker 1853; clasificada en la familia *Kalotermitidae*.

Termitas de madera húmeda

Este grupo de termitas infesta maderas con un elevado contenido de humedad. Las colonias se encuentran en el interior de la madera y no requiere estar en contacto con el suelo; sin embargo, muchas veces se las encuentra en tocones, árboles muertos y en maderas afectadas por hongos y muy húmedas. La infestación en estructuras normalmente ocurre cuando la madera está en contacto con el suelo o en áreas húmedas por causa de filtraciones.

Típicamente, la termita de madera húmeda se encuentra en barrotes, troncos y viejos árboles muertos aún en pie; desde estos sitios se mueven al interior de las estructuras, especialmente donde la madera está en contacto con el suelo o existe una fuente constante de humedad, como caños con fugas.

La figura a continuación trata de representar la forma como las termitas subterráneas invaden las construcciones. En el ejemplo se muestra la cámara nupcial o termitero debajo de la tierra; conectados a un tronco seco y una pila de maderas. La termita de madera húmeda suele manifestarse tanto por debajo como por encima de la superficie, incluso a nivel del suelo, si las condiciones de humedad y suministro de madera se lo permiten.

Registro no.0007105-15, 2011. Sto. Dgo. Rep. Dom. acalfau@yahoo.es

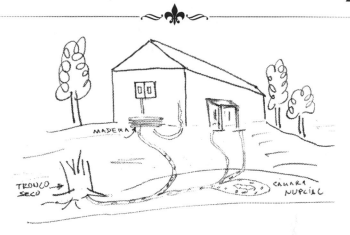

Con puntos concretos donde refugiarse y alimentarse, entran a las construcciones por debajo de la superficie de la tierra, saliendo principalmente por donde la madera hace contacto con el suelo. Pertenecen a este tipo de termitas, especies del genero *Reticulitermes*, siendo la *Reticulitermes flavipes*, Kollar 1837, la más común.

Comején arbóreo

Esta es una termita de madera húmeda y se le denomina arbóreo porque hace sus nidos entre las ramas de los árboles que escoge como base de su colonia. Las termitas que pertenecen a este grupo se clasifican en la familia *Termitidae (Microcerotemes spp. y Nasutitermes spp)*.

Nidos epigeos

Ciertos tipos de termitas fabrican sus nidos sobre la superficie del suelo. Se considera que pueden ser termitas del tipo subterráneo que bien colonizan algún madero superficial o que su tendencia natural es construir sus nidos sobre la superficie de la tierra. Este tipo de nido se manifiesta en especies de las familias*Rhinotermitidae (Coptotermes spp.)* y la familia *Termitidae (Nasutitermes spp.)*. La especie de termita *Macrotermes* *natalensis*, Martín y Martín, 1978, típica de las llanuras del sur del continente africano, construye nidos epigeos que pueden llegar a medir hasta ocho metros de altura sobre el nivel del suelo.

El control de las termitas

El control más efectivo contra todo tipo de termita es la prevención; es importante que la madera que se utilice, sea para muebles, puertas, ventanas o cielos rasos, o lo que sea, haya sido tratada con algun preservante. No obstante, la estrategia de control dependerá del tipo de termita a la que haya que enfrentarse.

Existen diferentes técnicas y productos que son eficientes guardianes de la madera frente a las termitas. Los protectores o preservantes de madera, son líquidos que se aplican a la madera de diferente forma, generalmente atendiendo al grosor de la pieza. Para piezas grandes, como postes de tendido eléctrico, el tratamiento se hace por inmersión, el cual es el método ideal; para piezas finas, se aplica el preservante con pincel, brocha, pistola o aspersor. Hay que tener en cuenta que algunos preservantes de la madera son contaminantes peligrosos para el ambiente y la salud humana. Es mejor usar opciones ecológicas como los derivados del pino.

Un preservante de madera ecológico de preparación doméstica es mezclar a partes iguales, aceite de linaza y trementina.

Otra alternativa preventiva es la utilización de maderas preciosas o duras, como la caoba, cedro, roble, teca, etc. La madera del árbol del neem no está catalogada como preciosa, pero la presencia de la azidarchtina la hace resistente al comején.

Si la termita está establecida, la estrategia de control dependerá de la intensidad del ataque, planteándose alternativas que irían desde aplicación insecticida hasta la eliminación y sustitución de la pieza. En el caso de la termita de madera húmeda, el control debe comenzarse por la eliminación de la fuente de humedad.

Registro no.0007105-15, 2011. Sto. Dgo. Rep. Dom. acalfau@yahoo.es

Una estrategia que suele ser efectiva para el control de la termita consiste en aplicar insecticida doméstico a la madera asegurando en lo posible que el insecticida penetre a donde se encuentre el insecto y posteriormente aplicar tratamiento de madera. El insecticida se aplica con atomizador, brocha, pincel o jeringuilla y debe aplicarse repetidamente mientras aparezcan los signos del ataque y hasta que desaparezcan.

Cuando el comején es arbóreo o epigeo, se aplica insecticida al nido, sin destruirlo, para que no se riegue, y a los caminos que construye. Repetir la aplicación 2 o 3 veces cada 7 a 10 días. Cuando sea obvio que la plaga ha muerto, entonces desbaratar el nido, botarlo o quemarlo.

A las termitas, como a la mayoría de las plagas, hay que repetirle la aplicación del insecticida, ya que éste solo afecta generalmente a las larvas y los adultos, no a los huevos. Las aplicaciones posteriores a la primera tienen la finalidad de acabar con los individuos nacidos después.

Tenga esto por seguro, si se aplica insecticida repetidamente sobre la manifestación de la plaga, ésta termina degenerando, muriendo o mudándose.

Las termitas y las construcciones

Las termitas no comen concreto, pero utilizan las grietas, cámaras de aire y conducciones eléctricas y de plomería presentes en las construcciones para abrirse paso en busca de su alimento; establecen pasadizos o rutas hacia su fuente de alimentación.

Ciertas prácticas que se han establecido en el quehacer de los trabajadores de las obras de ingeniería civil, promueven el establecimiento de colonias de termitas que con el tiempo parecen no tener razón de ser. Albañiles, plomeros y electricistas, acostumbran a menudo rellenar con papel (principalmente con pedazos de fundas de cemento) los espacios huecos entre el concreto y las tuberías en general y accesorios del sistema eléctrico, previa aplicación del empañete; asimismo, quedan encubiertos por el pañete, trozos de madera que fueron utilizados en la preparación del andamiaje de los falsos pisos y afines. El papel de esas fundas y esa madera, ocultos bajo el empañete, constituyen potenciales sitios de establecimiento de colonias de termitas, las cuales se manifiestan, aun habiéndose tratado la zapata con insecticida. Otra mala práctica es dejar cualquier tipo de desperdicio, como suele suceder, oculto debajo de las bañeras.

Otro ingrediente que favorece la proliferación de las termitas en las construcciones, son ciertos rellenos que se acostumbran hacer en closets, cocina y baños; generalmente para elevar el nivel del piso. Este relleno, si no ha sido tratado, constituye importante hábitat propicio para el desarrollo de una colonia de termita subterránea.

Por tanto, debe evitarse la práctica de rellenar huecos con papel para ahorrar cemento, y el relleno de los pisos en general debe ser tratado preferiblemente con insecticida granulado de suelo antes de echar la torta del piso.

También, hay que mencionar a los ebanistas, quienes a menudo, usan madera barata para montar trabajos de madera preciosa; sucede en plafones, falsos pisos, gabinetes, muebles, etc. La termita empieza comiendo la madera mala y puede adaptarse a comer la preciosa.

Tratamientos de zapata (preconstrucción)

El tratamiento a la excavación para la zapata de las construcciones tiene como finalidad evitar el establecimiento de termitas subterráneas. La aplicación de insecticida pretende crear una barrera protectora que evite el paso del insecto hacia la edificación.

El tratamiento debe realizarse antes del vaciado del concreto y cuando el varillaje esté colocado. La excavación debe asperjarse con insecticida líquido, preferiblemente natural sintético

Registro no.0007105-15, 2011. Sto. Dgo. Rep. Dom. acalfau@yahoo.es

microencapsulado, asegurando una cobertura total del área de construcción e inundar el fondo del hueco. Mientras más inunde el insecticida, el fondo de la excavación, mejor. Se puede utilizar también insecticida granulado de suelo distribuido en toda el área de construcción.

El tratamiento contra termitas en zapatas debe acompañarse de la observación de la manifestación de la plaga en los alrededores del área de aplicación, con la finalidad de ubicar focos de potencial incidencia. Cualquier foco o colonia de termitas presente en los alrededores del área en cuestión, también debe ser tratado.

Para construcciones en madera, al enterrar los horcones, aplicar insecticida granulado al hoyo.

Tratamiento en edificaciones terminadas

Para el comején subterráneo que ha invadido el interior de una edificación, deben hacerse aplicaciones contínuas de insecticida, a los puntos donde se manifiesta la plaga. Si la infestación es muy grande y las aplicaciones contínuas no dan resultado, la perforación del suelo e inyección de insecticida al subsuelo podría ser necesaria.

La perforación de l 3/8 - 1/2 pulgadas de diámetro por 30 cms. de profundidad, debe alcanzar la tierra del subsuelo por debajo de la torta de piso. Hay dos formas de concebir el tratamiento: perforar la generalidad de los muros de lado y lado cada 30 a 45 cms e inyectar insecticida en cada punto, o perforando y aplicando en torno a los puntos de manifestación de la termita. Para casos de infestación leve, use el sentido común.

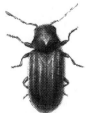

La carcoma

La carcoma es un insecto xilófago que pertenece al Orden Coleóptera, grupo de insectos conocidos como escarabajos. Se han descrito alrededor de 360,000 especies de escarabajos, resultando el orden con más especies del reino animal.

Los coleópteros presentan una diversidad morfológica enorme; están presentes en cualquier tipo de hábitat; los hay de agua dulce, aunque su presencia en ambientes marinos es mínima. La mayoría de los coleópteros son fitófagos, y muchas especies pueden constituir plagas de los cultivos agrícolas, siendo las larvas quienes causan la mayor parte de los daños agrícolas y forestales.

Su característica morfológica de clasificación consiste en que el primer par de sus alas están transformadas en duros escudos llamados élitros. Éstos forman una armadura que protege la parte posterior del tórax, incluido el segundo par de alas y el abdomen. Las alas anteriores no son usadas en el vuelo, pero deben (en la mayoría de las especies) ser levantadas para poder usar las alas traseras. Cuando se posan, las alas traseras se guardan debajo de los élitros. La mayoría de los escarabajos pueden volar, siendo menos diestros que las moscas y mosquitos; muchas especies vuelan sólo si es imprescindible. Algunas especies tienen los élitros soldados y las alas posteriores atrofiadas, lo que les inhabilita para volar.

Clasificación

La especie mas común de esta plaga doméstica es el *Anobium punctatum*, De Geer, 1774. Recibe los nombres de carcoma y escarabajo de la madera; *furniture beetle* en ingles.

Reino: *Animal.*
Filo: *Artrópodos.*
Clase: *Insecta.*
Orden: *Coleópteros.*
Familia: *Anobidae*
Especie: *Anobium punctatum.*
Nombre común: escarabajo de la madera.

Registro no.0007105-15, 2011. Sto. Dgo. Rep. Dom. acalfau@yahoo.es

Reproducción

Ya citamos al principio de este capítulo las particularidades de la reproducción de la carcoma. El desarrollo del individuo cumple un proceso de metamorfosis completa. Los escarabajos adultos suelen aparecer a finales de primavera y principios del verano. Las larvas se desarrollan dentro de la madera, de la cual se alimentan. El tiempo necesario para el desarrollo depende del tipo de madera y la temperatura, pero generalmente se necesita más de 2 años para que el adulto emerja. La hembra deposita los huevos (30 a 80 en su vida) entre las grietas de la madera, éstos son de color blanquecino, aspecto elipsoidal y tamaño menor de 0.5 mm. Los huevos necesitan de 15 a 30 días para convertirse en larva. Las larvas tienen forma curva o arriñonada, son cortas y robustas, miden hasta 7 mm de largo y pueden llegar a pesar hasta 5 mg. La larva pasa este estadio excavando galerías y comiendo, durante uno a diez años según las condiciones; completamente desarrollada, crea una cámara justo debajo de la superficie de la madera donde se produce la pupación y, en varias semanas, el paso de pupa a adulto.

Los adultos son alados y de color marrón rojizo cubiertos por una pelusa amarillenta; pueden medir hasta 5 mm. Es la aparición del escarabajo adulto que crea los agujeros redondos que indican una infestación de carcoma.

Los machos adultos mueren después de copular; las hembras, después de poner todos sus huevos, viven alrededor de 20 o 30 días. Poseen el hábito de hacerse los muertos cuando son molestados, manteniendo las patas y alas plegadas al cuerpo durante un breve tiempo.

Control de la carcoma

Las medidas de control descritas para las termitas se cumplen para la carcoma. Aparte de las medidas culturales aplique sucesivamente insecticida doméstico, encapsulado preferiblemente, sobre la manifestación de la plaga y combine con aplicación de tratamiento de madera.

Hay quien recomienda diluir ácido bórico en agua tibia para ser aplicado a la madera en la manifestación de la plaga. Recordemos el efecto insecticida del ácido bórico sobre cucarachas y hormigas.

Registro no.0007105-15, 2011. Sto. Dgo. Rep. Dom. acalfau@yahoo.es

Capítulo 9

Ectoparásitos

Parasitismo es la relación entre organismos vivos de diferente especies, caracterizada por el hecho de que uno de los organismos se aprovecha del otro, provocándole algún daño; el organismo beneficiado se denomina *parásito* y el afectado *hospedero* o *anfitrión*. Generalmente, el parásito se nutre o alimenta del hospedero y cuando puede producirle la muerte se le llama *parasitoide*.

Cuando el parásito se aloja en el interior del hospedero se le llama endoparásito; cuando se hospeda sobre su cuerpo, se designa ectoparásito.

Los ectoparásitos pueden alimentarse de piel, pelo, lana o plumas del anfitrión; o ubicarse sobre éstos y alimentarse de su sangre. La mayoría de los parásitos cutáneos son diminutos y se esconden dentro de la piel haciendo de ella su hábitat natural. Algunos ectoparásitos viven en la piel durante alguna de las etapas de su ciclo biológico; otros son huéspedes permanentes.

Los ectoparásitos que se constituyen en plaga para el hombre son los piojos, chinches, pulgas y ciertos ácaros: ácaros del polvo, la sarna y las garrapatas.

Los piojos

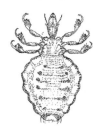

Los piojos son insectos ectoparásitos del hombre y de ciertos animales cuyo cuerpo está cubierto por pelos, lana o plumas. Son muy específicos en cuanto a la especie que parasitan, sobre la cual desarrollan toda su existencia. No vuelan, se desplazan muy poco y su contagio es por contacto. Sufren de metamorfosis incompleta en su desarrollo y su ciclo de vida completo, del huevo a la muerte, dura de 30 a 40 días.

Presentan una particularidad morfológica que los caracteriza: las patas terminan en una especie de garra que les permiten aferrarse fuertemente al hospedero. Su tamaño varía entre ½ y 8 centímetros, su cuerpo es dorsoventralmente aplastado y su color va de beige pálido a gris oscuro. Se alimentan de restos de piel, partes de plumas, secreciones grasosas y sangre; su alimentación está condicionada por el tipo de aparato bucal que posean, el cual puede ser de los tipos masticador o chupador. Los que tienen aparato bucal chupador se alimentan de sangre, siendo los de este grupo los que parasitan al hombre.

Se conocen más de 400 especies de piojos hematófagos, de las cuales solo los miembros de la familia *Pediculae* son parásitos del ser humano. Las especies que afectan al hombre son: *Pedículus humanus*, Linneo 1758 (piojo del cuerpo humano), *Pediculus capitis*. DeGeer, 1778 (piojo de la cabeza) y *Phthirus pubis*, Linneo 1758 (piojo pubiano o ladilla).

Clasificación

Reino: *Animal.*
Clase: *Insecta.*
Orden: *Phthiraptera.*
Familia: *Pediculidae.*
Genero: *Pediculus.*
Especies: *P. capitis, P. corporis, P. pubis.*

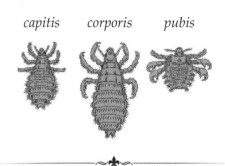

capitis   corporis   pubis

Pedículus capitis, DeGeer 1778
(piojo de la cabeza)

El piojo de la cabeza vive entre los cabellos y se alimenta de sangre que chupa del cuero cabelludo; tiene de 2 a 4 mm de longitud, es de color grisáceo. Las hembras ponen entre 4 y 8 huevos (llamados *liendres*) al día hasta alcanzar una media de unos 110 durante su vida, de los que el 60% llegará a ser adulto. Ponen los huevos en el pelo a 1 o 2 mm del cuero cabelludo, la hembra segrega una sustancia pegajosa con la que asegura la adherencia del huevo al pelo. Cuando se encuentran liendres alejadas del cuero cabelludo es porque están muertas. Los huevos necesitan de 7 a 10 días para que nazca la ninfa, la cual alcanza la adultez a los diez días, después de tres mudas. Su ciclo completo de vida abarca hasta 35 días.

El piojo de la cabeza parasita con mas frecuencia a los niños de hasta diez años de edad, prefiriendo a los menores de seis.

Pedículus corporis (piojo del cuerpo)

Los piojos del cuerpo o de los vestidos son algo mayores que los de la cabeza y son de color blanco sucio. Habitan principalmente en los pliegues de la ropa y sólo se encuentran en la piel al momento de picar. Afectan más a los adultos y ancianos y a personas que viven en hacinamiento. Se localizan en cualquier región del cuerpo, pero prefieren las áreas inter escapulares, espalda, tórax y abdomen. Los piojos del cuerpo no se transmiten tan fácilmente como los de la cabeza. Suelen infestar a personas cuya higiene es deficiente y a quienes viven en espacios limitados o en condiciones de hacinamiento. Este tipo de piojos pueden transmitir enfermedades como el tifus, la fiebre de las trincheras y la fiebre recurrente.

Registro no.0007105-15, 2011. Sto. Dgo. Rep. Dom. acalfau@yahoo.es

Phthirus pubis, Linneo 1758 (piojo del pubis o ladilla)

El piojo del pubis es más pequeño que las 2 especies anteriores. Su longitud es de 0,5 a 2 milímetros y es casi tan ancho como largo, de color claro. Las patas son cortas y fuertes y sus garras son más desarrolladas que las del *capitis* y el *corporis*, lo que le permite fijarse a los pelos más gruesos del cuerpo como los del pubis, periné, barbas, cejas, pestañas, cara interna de los muslos y parte inferior del vientre. A diferencia de los anteriores, éstos se fijan a la base del cabello, introducen el aparato picador en la piel a manera de ventosa y permanecen estacionados por mucho tiempo. Por esta razón, su extracción manual se hace muy difícil.

Pediculosis

La parasitosis de piojos se llama *pediculosis*. El síntoma principal de la pediculosis producida por el piojo es el picor o picazón en el área afectada, producidos por la irritación que causa la saliva del insecto al entrar en contacto con la herida que provoca la picadura.

La forma de transmisión común de los piojos es el contagio directo, también se transmiten por el uso de cepillos, peines, gorras, bufandas y prendas de vestir contaminadas.

Tifus

El término tifus procede del latín "tifos" y significa estupor, es decir, disminución de las funciones mentales y físicas de una persona y de su respuesta a los estímulos. En patología, *Tifus* se refiere a un grupo de enfermedades infecciosas producidas por varias especies de bacterias del género *Rickettsia**. La bacteria

---

* Las rickettsias son considerados microorganismos intermedios entre bacterias y virus ya que comparten características de ambos. Tienen en común con las bacterias, que tienen enzimas y pared celular, utilizan

Registro no.0007105-15, 2011. Sto. Dgo. Rep. Dom. acalfau@yahoo.es

está presente en las heces del piojo, el cual acostumbra defecar mientras se alimenta. La inoculación del patógeno se verifica cuando las heces entran en contacto con la herida que produce la picadura.

Se ha considerado que algunas infecciones han sido causadas por la inhalación de heces secas pulverizadas de piojos infectados. Las variantes más comunes de esta enfermedad son: tifus epidémico (transmitido por el piojo del cuerpo), tifus endémico (transmitido por la pulga de la rata) y tifus de las malezas (transmitido por ácaros).

Las mayores epidemias de las enfermedades transmitidas por piojos en el siglo XX se presentaron durante la primera y segunda guerras mundiales. Al menos un millón personas perecieron durante estas epidemias.

Tifus epidémico

En 1928, el científico Charles Kurland recibió el premio Nóbel tras descubrir que los piojos del cuerpo transmitían la bacteria *Rickettsia prowazekii,* la cual produce en los seres humanos, el tifus denominado *epidémico.* Este mal es conocido también como *tifus transmitido por piojos, tifus exantemático y tifus clásico*; asimismo, se le nombra como t*ifus clásico, histórico, europeo, fiebre de la cárcel, fiebre de la guerra, fiebre de los campos* y *fiebre de los barcos,* entre otros.

Se manifiesta en zonas frías donde la gente vive en condiciones anti higiénicas y está infectada de piojos; en épocas de guerra y hambre pueden producirse grandes epidemias.

Algunos casos se han vinculado con la ardilla voladora *Glaucomys volans,* Linnaeus 1758, pero como esto no ha sido

---

oxígeno y responden a los antibióticos. Sin embargo, pueden vivir y multiplicarse dentro de las células al igual que los virus. En ocasiones, la misma persona puede motivar la infección, al frotar las heces, rascarse con las uñas o al aplastar al piojo, sobre el punto de la picadura.

Registro no.0007105-15, 2011. Sto. Dgo. Rep. Dom. acalfau@yahoo.es

debidamente corroborado, se ha establecido que la pulga se contamina al picar a un humano enfermo, o sea, se considera al ser humano como el reservorio de este tipo de tifus.

El tifus epidémico afecta menos a niños y jóvenes, y en adultos, la mortandad puede alcanzar hasta el 40% de los casos en ausencia de tratamiento.

Generalmente, el haber sufrido la enfermedad confiere inmunidad al paciente; sin embargo, las rickettsias pueden persistir en el organismo como una infección latente asintomática; mas tarde, la infección se reactiva como tifus leve con capacidad para infectar pulgas que se alimenten del afectado, las cuales pasan la enfermedad a individuos sanos. A este tifus se le conoce como *enfermedad de Brill- Zinsser* que es debida a la reactivación de la *Rickettsia prowazekii*, años después de la infección primaria; es una manifestación leve del tifus epidémico. El período de incubación de la enfermedad varía según las condiciones ambientales, de 1 a 2 semanas, promediando 12 días. La enfermedad no se transmite de persona a persona. El enfermo es infectante durante el período febril y quizás dos o tres días después de normalizarse la temperatura. El piojo defeca ricketssias durante 2 a 6 días después de haber ingerido la sangre infectada, y antes, si se le aplasta; invariablemente, el piojo muere en el término de las dos semanas siguientes a la infección. Las rickettsias pueden sobrevivir durante semanas en el piojo muerto.

Los síntomas de los primeros tres días posteriores a la inoculación incluye dolor intenso de cabeza, escalofríos, postración, fiebre y dolores en el cuerpo. En el quinto y sexto día aparece una erupción macular que comienza en la zona superior del tronco y luego se extiende por todo el cuerpo, que por lo general no alcanza la cara, las palmas de las manos y las palmas de los pies. El malestar es intenso y disminuye después de dos semanas de fiebre. Aún sin fiebre, las complicaciones pueden durar tres meses; la tasa de mortandad, en pacientes sin tratamiento, oscila entre 10 y 40%. Actualmente hay focos endémicos de este tifus en las regiones montañosas de México, América Central y del Sur, centro y este de África y en Asia.

Tratamiento

El tratamiento es a base de antibióticos tales como doxiciclina y tetraciclina; con menos frecuencia se utiliza cloramfenicol.

Fiebre recurrente

La fiebre recurrente o borreliosis es una infección causada por dos bacterias similares del género *Borrelia*, del filo de las *Espiroquetas*, llamadas *Borrelia recurrentis* y *Borrelia duttoni*. El proceso de transmisión de la borreliosis es diferente al de la rickettsiosis; las borrelias no están presentes en las heces del piojo, la gente se infecta al aplastar los piojos con los dedos. El organismo se introduce por el punto de la picadura, la piel de los dedos o por las conjuntivas, cuando la persona se frota los ojos. Se caracteriza por alternar 2 o más períodos de fiebre continua durante dos a cinco días, con una fase de semanas sin fiebre.

Existen dos tipos de esta enfermedad:

- Fiebre recurrente endémica, transmitida por garrapatas (TBRF, por sus siglas en inglés): la garrapata *Ornithodorus* la transmite y se presenta en África, España, Arabia Saudita, Asia y ciertas áreas del occidente de Estados Unidos y Canadá
- Fiebre epidémica recurrente, trasmitida por piojos (LBRF, por sus siglas en inglés) piojos del cuerpo y es más común en Asia, África y los países de Centro y Sudamérica. Esta enfermedad está presente en los países en desarrollo; hoy en día prevalece en Etiopía y Sudán. El hambre, la guerra, los desplazamientos y la congregación de refugiados, suelen ocasionar epidemias de dicha fiebre.

Registro no.0007105-15, 2011. Sto. Dgo. Rep. Dom. acalfau@yahoo.es

Tratamiento

El tratamiento incluye antibióticos, con mayor frecuencia tetraciclina, doxiciclina o penicilina.

Control del piojo

El control del piojo tiene mucho que ver con la higiene personal y la relación con la gente que nos rodea. El contagio del piojo siempre procederá de una persona infectada o de alguna de sus prendas. El control del piojo amerita de la combinación de prácticas culturales y el uso de pediculicidas.

Para evitar la infestación del piojo, una alternativa eficaz sería la observación de los síntomas; por ejemplo, si uno nota que alguien se rasca y ve donde, entonces debe tomar precauciones. Para el caso de los niños, ajenos a esa plaga, corresponde a los mayores la responsabilidad de enfrentar el problema.

Cuando se detecta que una persona esta infectada, debe comunicársele a quienes conviven con ella. La ropa de vestir y la de cama del infectado, las cortinas, alfombras y tapizados en general relacionados con el mismo, deben ser tratados con insecticidas y o lavados con agua caliente a mas de 55 grados centígrados de temperatura; igual con los peines, cepillos y juguetes.

Para el piojo de la cabeza, revisar la cabeza de los niños, sobre todo detrás de las orejas, en la nuca y en el flequillo; lavar la cabeza con frecuencia dos o tres veces por semana, y peinar diariamente el pelo retirando mecánicamente los liendres. Limpiar los peines y los cepillos a menudo y evitar compartir los útiles de limpieza personal.

Los peines de metal son eficientes en la extracción de las liendres. Vale la pena mencionar que entre los utensilios encontrados en las tumbas de los faraones, y que se creía serían utilizados por el difunto en su otra vida, había peines de metal, lo cual induce a creer que los usaban para el control de los piojos.

Los piojos del cuerpo y el pubis se combaten con cremas o lociones pediculicidas, pudiéndose combinar su uso con la depilación del área afectada.

Lavar el pelo con agua de vinagre (vinagre + agua a partes iguales) es una solución doméstica efectiva, y muy antigua contra los piojos de la cabeza.

Tanto la aplicación de insecticidas como el uso de polvos, cremas y lociones pediculicidas, ameritan de más de una aplicación cada 7 a 10 días; el pediculicida elimina solo el piojo adulto y puede dejar los huevos vivos.

Debe tenerse en cuenta al escoger una crema, polvo o loción contra cualquier tipo de piojo, que la misma sea de origen natural como las piretrinas, derivados del neem, etc.

Las flores secas y molidas del crisantemo se usaban desde comienzos del siglo XIX como polvo para eliminar los piojos del cuerpo durante las guerras napoleónicas.

Los ácaros

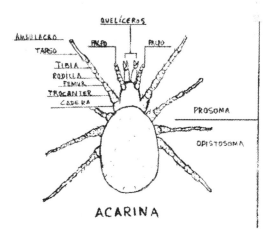

ACARINA

Los ácaros (*acari* o *acarina*, del griego *akarés*, "diminuto", "que no se corta") están clasificados en la clase arácnida; es uno de los animales terrestres más antiguos. La gran mayoría son diminutos, por lo que pueden pasar desapercibidos; se sabe que están porque se sienten sus efectos. El ácaro de los folículos humanos mide 0,01 mm (menos que algunos protozoos) y los ácaros del polvo doméstico miden entre 0,02 y 0,05 mm; son poco perceptibles para el ojo humano. Por otro lado, los ácaros de terciopelo alcanzan longitudes de 1 mm. El ácaro de mayor tamaño es la garrapata, parasita generalmente a animales pero puede afectar al hombre.

Hay ácaros terrestres y acuáticos, incluso en medio marino. Son ciegos y fotofóbicos y depredadores en su mayoría; los hay fitófagos, que atacan a los vegetales; dermatófagos, que comen piel; detritívoros y parásitos; también los hay hematófagos, como las garrapatas.

Clasificación

El orden *Acarina* está conformado por más de 300 familias y más de 30,000 especies descritas. Desde el punto de vista de la salud pública, las especies de mayor importancia y presencia cosmopolita, se encuentran relacionadas al polvo doméstico y son causantes de patologías alérgicas. En orden de predominio se destacan: *Dermatophagoides pteronyssinus*, Trouessart 1897; *Dermatophagoides farinae*, Hughes 1961 y *Euroglyphus maynei*, Cooreman 1950.

Otros géneros de ácaros, conocidos como "ácaros de almacén" (*Tyrophagus, Lepidoglyphus, Glycyphagus*), se alimentan de restos orgánicos, por lo que es fácil encontrarlos en despensas, cocinas, suelos y alfombras.

Reproducción

Las condiciones ambientales óptimas para su desarrollo corresponden a temperaturas superiores a 20°C y humedades comprendidas entre el 70 y el 80 por ciento. Las altitudes superiores a los 1,100 m. sobre el nivel del mar no benefician el desarrollo de los ácaros; debido a esto, se considera las regiones montañosas como lugares propicios para combatir las alergias y el asma. Presentan metamorfosis incompleta y el ciclo de vida varía por varios días según la especie. En general, necesitan hasta 35 días para alcanzar la adultez después de la puesta del huevo y su vida de adulto alcanza los 70 días. Las hembras ponen entre 80 y 120 huevos antes de morir.

Ácaros del polvo. Alergias

Los ácaros del polvo son dermatófagos y se hallan diseminados en el entorno doméstico. La presencia de los ácaros del polvo se conoce por los problemas que causan; ellos mismos, sus excrementos y sus cadáveres, son los factores desencadenantes más comunes de la alergia perenne y del asma. Los síntomas provocados por la alergia a ácaros suelen ser rinitis, conjuntivitis, estornudos al levantarse y silbidos de pecho (asma), congestión o goteo por la nariz y tos. Se dispersan como el polvo fino y son inhalados por los habitantes del recinto donde se hallan.

Los ácaros se alimentan de escamas de piel humana o animal; una persona desprende un total de un gramo de piel al día aproximadamente y tras este resto anda el ácaro.

Los ácaros del polvo abundan en colchones, mantas, almohadas, cortinas, alfombras y sofás. Se calcula que la presencia de los ácaros en un metro cuadrado de colchón, por ejemplo, puede alcanzar el millón y medio de unidades.

Se calcula que la sensibilización a los ácaros está entre el 10 y el 20 por ciento de la población general.

Tifus de las malezas

Enfermedad transmitida por ácaros trombicúlidos y producida por *Rickettsia tsutsugamushi*, específicamente las especies *Leptotrombidium akamushi*, Nagayo 1916 y *L. deliensis*, infectados por roedores. La prevalencia fluctúa con las lluvias y los cambios de temperatura. Se da en una amplia zona que va desde India hasta Australia, destacando Asia (Japón, China, Corea) y parte de Rusia. Prevalece particularmente al norte de Tailandia. Se caracteriza por una úlcera cutánea primaria (escara) en"sacabocado", que corresponde al sitio de fijación del ácaro infectante. El comienzo febril agudo se observa varios días después de la picada, con dolor de cabeza, transpiración profusa, congestión conjuntival y linfadenopatía. A finales de la primera semana de fiebre surge en el tronco una erupción maculopapular de color rojo opaco, que se extiende a las extremidades y desaparece en pocos días. A menudo hay tos y signos radiográficos de neumonitis. Sin tratamiento con antibióticos, la fiebre persiste unos 14 días. La tasa de letalidad en los casos no tratados varía de 1 al 60%, según el lugar, la cepa de rickettsia y la exposición previa a la enfermedad; la mortandad es siempre más alta entre ancianos.

Tratamiento

A base de tetraciclina por vía oral hasta que cese la fiebre. Para pacientes que tengan contra indicadas las tetraciclinas, utilizar cloramfenicol, y para las embarazadas, azitromicina.

Control de ácaros

Como para todas las plagas, la higiene debe tomarse en cuenta en cualquier estrategia de control.

Los mejores resultados se obtienen combinando prácticas de higiene con la aplicación de algún insecticida. Si bien los ácaros no son insectos, los insecticidas los afectan por igual. Esto, debido a que ambos poseen exoesqueleto, lo cual los hace susceptibles a los insecticidas de contacto.

Contra ácaros domésticos se utilizan insecticidas de contacto; hablar de acaricidas específicos es cuestionable.

Para plagas agrícolas, el asunto es diferente; los acaricidas agrícolas son tóxicos sistémicos, o sea, productos que penetran al caudal circulatorio de la planta para combatir contra plagas con aparato bucal chupador.

Para el caso de los ácaros del polvo, pasar la aspiradora a alfombras y tapizados, lavar con agua caliente la ropa de cama y aplicar insecticida sistemáticamente a todo esto, constituiría una efectiva labor de control.

El acaro del tifus de las malezas no es doméstico, pero puede estar en los alrededores de la vivienda, entre el césped, pastos y malezas. Contra éste, mantener las yerbas y malezas cortadas y aplicar insecticida doméstico al área verde.

Siempre hay que tener en cuenta que la aplicación de insecticida debe repetirse varias veces a intervalos no mayor de 10 días.

Usar preferiblemente insecticidas piretroides o de origen natural.

Sarna o escabiosis

 La sarna o escabiosis es una enfermedad de la piel sumamente contagiosa producida por el ácaro *Sarcoptes scabiei*, De Geer 1778., conocido con el nombre de *arador de la sarna*. Este ectoparásito tiene varias manifestaciones o variedades, especificas de diferentes especies; la variedad *hominis* es la que afecta al hombre y su contagio es directo; por contacto de persona a persona y quizás a través de la ropa compartida. Los animales domésticos no la padecen ni la transmiten. Se calcula que 300 millones de personas se contagian anualmente alrededor del mundo e igual afecta a cualquier clase social, raza o edad y no necesariamente tiene que ver con la higiene personal.

El *Sarcoptes* hace un túnel en la capa más superficial de la piel, de la cual se alimenta y donde vive, se reproduce y muere; además donde quedan sus excrementos y cadáveres. El principal síntoma de la escabiosis es la manifestación de una erupción cutánea, prurito o picazón, lo que es debido a una reacción alérgica de la piel al ácaro; generalmente comienza unas 4 semanas después del inicio de la infección. La irritación de la piel infestada puede degenerar a lesiones mayores a causa del rascado a que induce.

Clasificación

Reino: *Animalia.*
Filo: *Artrópoda.*
Clase: *Arácnida.*
Orden: *Astigmata.*
Familia: *Sarcoptidae.*
Genero: *Sarcoptes.*
Especie: *Sarcoptes scabiei.*

Morfología

Su cuerpo presenta cefalotórax y abdomen unidos sin segmentación externa; de forma ovalada, no tiene ojos y su tegumento es blando y delgado. En su parte anterior sobresale el aparato bucal semejando una falsa cabeza. En su cara dorsal, presenta espinas y pelos dirigidos hacia atrás que determinan que el parásito no pueda caminar hacia atrás. La cara ventral soporta cuatro pares de patas. La hembra mide de 330 a 450 micrones de largo y el macho de 200 a 240 micrones. Es un organismoaerobio, verifica intercambio de gases a través de su exoesqueleto. Su aparato bucal posee fuertes quelíceros que le permiten masticar el estrato córneo y alimentarse de estas células.

Reproducción

El ciclo biológico completo se realiza en la piel del hospedero humano en un plazo de 1 a 3 semanas; su vida de huevo a adulto

Registro no.0007105-15, 2011. Sto. Dgo. Rep. Dom. acalfau@yahoo.es

sufre metamorfosis incompleta que contempla tres estadios ninfales. La fecundación se produce en la superficie de la piel; el macho muere posteriormente al apareamiento, y la hembra, ya fecundada, empieza a horadar la piel excavando túneles en el estrato córneo, avanzando 2 a 3 mm diarios, motivada por el calor de la piel, especialmente cuando el anfitrión duerme. En estas galerías, va depositando uno o dos huevos diarios, de 50 a 80 en todo su período de vida, que es de 30-45 días.

Control de la sarna

La prevención es importante en el control de la sarna y la observación, el recurso más importante. Se debe evitar el contacto con el afectado y sus prendas de vestir y de cama.

Cuando el parásito ya se ha establecido en la piel, el tratamiento de control se reduce a la aplicación repetida sobre la zona afectada de cremas o lociones insecticidas. Estos productos son ectoparasiticidas y los hay de diferentes composiciones. Al escoger un producto para estos fines, prefiera sustancias de origen natural como la permetrina y el neem.

Las garrapatas

La garrapata es el ácaro de mayor tamaño y se alimenta exclusivamente de sangre. La evidencia fósil la coloca entre los 90 y 100 millones de años de antigüedad. Hay diferentes especies y cada una tiene un hospedero particular, aunque algunas pueden afectar a varios anfitriones diferentes, como el caso de las especies de la Familia *Oxididae*, cuyas especies parasitan animales e igualmente suelen parasitar ocasionalmente al hombre. Básicamente, hay dos tipos de garrapatas: las blandas y las duras.

Las blandas pertenecen a la familia *Argasidae*; tienen el cuerpo cubierto por un tegumento coriáceo y generalmente solo parasitan aves.

Registro no.0007105-15, 2011. Sto. Dgo. Rep. Dom. acalfau@yahoo.es

Las garrapatas duras pertenecen a la Familia *Oxididae;* son las que afectan al hombre y animales domésticos Tienen en el dorso un engrosamiento de la cutícula en forma de escudo y las piezas bucales en el extremo anterior. Aunque se les llama "duras", su consistencia es blanda y solamente los machos tienen el cuerpo totalmente cubierto por esta cutícula dura.

La manifestación de garrapatas en el entorno del hombre corrientemente es determinada por la presencia de algún animal que la transporta. La garrapata se diferencia de otros ácaros y piojos en el hecho de que no desarrollan su vida completa sobre el hospedero sino que en ocasión de alimentarse, usan al hospedero como fuente de abastecimiento de sangre. Esta característica les confiere el potencial de que en algún momento puede parasitar a seres humanos.

La picadura de la garrapata es diferente a la del mosquito o el chinche, los cuales pican y se alejan.

Las garrapatas tienen un par de apéndices en la boca, de forma de punta de arpón, con los que se fija al hospedero y dura hasta 15 días succionando sangre; satisfecha por completo, se desprende.

Clasificación

Las garrapatas domésticas pertenecen al orden *Acari,* familia *Ixodidae,* la cual tiene 12 géneros y 683 especies, de las cuales 241 son del género *Ioxides,* que son comunes en el ámbito doméstico. Esta garrapata puede parasitar varios huéspedes, entre ellos al perro. Muy posiblemente es la garrapata que afecta los hogares donde se tiene un perro o varios como mascota. Otras especies de manifestación doméstica están relacionadas con el animal que parasitan y con la ubicación geográfica.

Registro no.0007105-15, 2011. Sto. Dgo. Rep. Dom. acalfau@yahoo.es

Ixodes ricinos, Linneo 1746.
Garrapata común o de la oveja

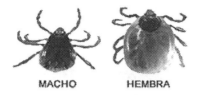

MACHO   HEMBRA

Reino: *Animalia.*
Filo: *Artrópodos.*
Clase: *Arácnida.*
Orden: *Acari.*
Familia: *Ixodidae.*
Genero: *Oxides.*
Especie: *Oxides ricinos.*

Es una garrapata de tres hospedadores. La hembra pone hasta 3,000 huevos y la incubación de éstos es de 2 a 252 días. La larva se alimenta en 2 a 6 días, la ninfa en 3 a 7 días y la hembra en 8 a 14 días. La larva sobrevive sin alimentarse hasta 19 meses, la ninfa hasta 24 y el adulto hasta 31. Es, en general, de color marrón oscura, pero el abdomen es más claro. Su picadura es muy dolorosa porque sus piezas bucales son relativamente

Normalmente requieren un período de tres años para completar el ciclo de vida (Strickland et al., 1976); la larva se alimenta durante el primer año, la ninfa el segundo año y el adulto el tercer año. En Norteamérica, se ha comprobado que esta garrapata es la responsable de la trasmisión de la enfermedad de Lyme. Afecta animales domésticos y también al hombre. Además, transmite la fiebre bovina y la babesiosis.

Registro no.0007105-15, 2011. Sto. Dgo. Rep. Dom. acalfau@yahoo.es

Rhipicephalus sanguineus, Latreille 1806.
Garrapata parda del perro

Rhipicephalus sanguineus

Hembra   *Macho*

Reino: *Animalia.*
Filo: *Arácnida.*
Clase: *Artrópodos.*
Orden: *Acari.*
Familia: *Ixodidae.*
Genero: *Rhipicephalus.*
Especie: *R. sanguineus.*

Comúnmente llamada garrapata café del perro, garrapata Kennel o garrapata de las perreras.

Es una garrapata de tres hospedadores pero pueden encontrarse los tres estados sobre perros, incluso en el mismo perro. La hembra pone hasta 5,000 huevos y la incubación de éstos es de 7 a 67 días. La larva se alimenta en 3 a 7 días, la ninfa en 4 a 9 días y la hembra se alimenta en 6 a 50 días. La larva sobrevive sin alimentarse hasta 253 días, la ninfa hasta 183 y el adulto hasta 568 días (Barriga, 1994).

En condiciones favorables, el ciclo de vida de esta garrapata puede ser completado en 63 días, por lo que en áreas cálidas se pueden producir varias generaciones al año. En perros adultos, comúnmente son encontradas en las orejas, nuca y entre los dedos. En infestaciones masivas, todos los estados pueden ser encontrados fijos a cualquier parte del cuerpo que esté cubierto de pelos.

Es de color marrón-rojizo, y cuando están llenas de sangre son grisáceas. Normalmente no parasita al hombre, sino que prefiere perros, ganado bovino, ciervos, etc.

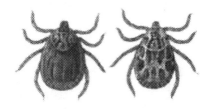

Dermacentor reticulatus Fabricius, 1794. Garrapata del perro

Hembra macho Conocida también como garrapata del pantano.

Reino: *Animalia.*
Filo: *Artrópodos.*
Clase: *Arácnida.*
Orden: *Acari.*
Familia: *Ixodidae.*
Genero: *Dermacentor*
Especie: *Dermacentor reticulatus*

Larvas y ninfas parasitan principalmente roedores y a veces aves; el adulto ataca equinos, perros, ovinos, caprinos, porcinos, gatos, bovinos, humanos, ciervos y zorros.

Presenta una marca blanca en el dorso. Puede parasitar al hombre. Trasmite al hombre la fiebre de las Montañas Rocosas.

Reproducción

Las garrapatas se reproducen mediante metamorfosis incompleta y según las diferentes especies, pueden ser de uno dos y tres hospederos.

Registro no.0007105-15, 2011. Sto. Dgo. Rep. Dom. acalfau@yahoo.es

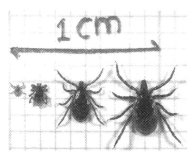

Las garrapatas domésticas pertenecen al tipo de más de un hospedero; se relacionan generalmente a la presencia de perros; es por esta particularidad que puede parasitar al hombre en alguna ocasión en que necesite de un anfitrión para alimentarse. La cópula se realiza sobre el hospedero; la hembra ya fecundada y abastecida de sangre se deja caer al suelo, sea el piso de la vivienda o el jardín; pone de 3,000 a 5,000 huevos en ciclos de dos a tres meses.

Estos huevos se alimentan de la sangre de la madre hasta que esta muere. Unos siete días después de depositado el huevo, nace una larva o pre ninfa (semilla de garrapata) que se sube a un hospedero por sus patas, desde plantas arbustos o yerbas y de la sangre del cual se alimenta una vez; después de haberse alimentado, se desprende del animal y en el suelo crece, muda y se convierte en ninfa. Esta ninfa se sube de nuevo a un mismo o diferente hospedero donde se alimenta, alcanza la adultez y sufre la diferenciación del sexo.

La hembra se aferra fuertemente con los quelíceros a la piel del anfitrión, donde puede durar varios días succionando sangre a la vez que aumenta de tamaño hasta 100 veces el valor de su peso inicial. Después de satisfecha, la hembra se suelta de manera espontánea y se reinicia el ciclo.

Incidencia de la garrapata en la salud pública

Las garrapatas son parásitos de un gran número de vertebrados terrestres, incluidos reptiles, aves, perros y humanos; tienen mucha importancia desde el punto de vista de salud pública y médico veterinario, ya que son vectores de diferentes enfermedades de variado origen que afectan tanto a los animales como al hombre. La capacidad de la garrapata de transmitir enfermedades viene dada por su tipo de aparato bucal y la necesidad de sangre para su alimentación; la transmisión se verifica durante el proceso de extracción o picadura. Los efectos negativos de la garrapata se manifiestan con mayor intensidad en los animales de crianza para leche, carne o montura.

Enfermedades transmitidas por garrapatas

El proceso de la trasmisión de un patógeno a través de la picada de las garrapatas tiene una particularidad diferente a otros casos de transmisión por picaduras, en lo que respecta a la materialización de la inoculación de una enfermedad: el patógeno no es trasmitido por la simple picada, la garrapata pica y empieza a succionar sangre durante días; dentro de ese proceso, promediando, se ha establecido que el peligro de contagio de una enfermedad por la picada de la garrapata se verifica alrededor de 24 horas después de materializarse la picadura. Si la garrapata es detectada y extraída antes de ese período de tiempo, el contagio puede evitarse. Si una garrapata llegare a infectar a un ser humano, se recomienda retirarla con una pinza, presionándola por la cabeza lo más próximo a la piel, para evitar que se queden partes de la boca del intruso dentro de la piel del afectado y esto pueda causar reacciones negativas. La mayoría de las picaduras de la garrapata son inofensivas; sin embargo se ha comprobado que éstas pueden transmitir enfermedades de animales a los seres humanos:

a) Enfermedad de Lyme

Zoonosis causada por una bacteria, la *Borrelia burgdorferi*, trasmitida por garrapatas del género *Ixodes* contaminadas de roedores salvajes, específicamente, especies del género *Peromyscus*.

Esta enfermedad se caracteriza por una lesión cutánea definida, síntomas generalizados y afección neurológica, reumática y cardíaca en combinaciones diversas, en un lapso de meses a años. Los primeros síntomas son intermitentes o cambiantes.

La manifestación inicial de la picada, en el 90% de los casos, es una mácula o pápula roja que se extiende lentamente en forma anular con una zona central clara; esta lesión característica recibe el nombre de *Eritema migrans* (EM) y puede ser único o múltiple. La lesión debe tener 5 cm de diámetro para ser considerada importante para la vigilancia del caso. Haya o no EM, los primeros síntomas pueden incluir: malestar, fatiga, fiebre, dolor de cabeza, rigidez del cuello, mialgia, artralgias migratorias o linfadenopatía, que puede durar varias semanas en las personas sin tratamiento. Las complicaciones posteriores, en los pacientes no tratados, producen artritis, trastornos del corazón y del sistema nervioso, como encefalitis o meningitis.

b) Tularemia: Fiebre del conejo o de la mosca de los venados

Zoonosis bacteriana producida por *Franciscella tulariensis* y trasmitida al hombre por garrapatas contaminadas de cualquiera de numerosos animales salvajes, en especial los conejos, las liebres, y de algunos roedores como las ratas almizqueras y los castores; también a partir de animales domésticos como el perro.

La transmisión ocurre mediante la picadura de garrapatas del género *Dermacentor* y la garrapata tejana (*Amblyomma americanum*). Esta enfermedad es también transmitida con menor frecuencia por la mosca del venado (*Crysops discalis*) en Norteamérica y por el mosquito *Aedes cinerus*, en Suecia.

La sintomatología de la enfermedad varía dependiendo de la vía de introducción y la virulencia del agente patógeno. Con frecuencia asume inicialmente la forma de una úlcera indolora en el sitio de la penetración del microorganismo, acompañada de fiebre intensa e hinchazón de ganglios linfáticos regionales.

Puede ser que no aparezca la úlcera primaria pero que se inflamen ganglios que pueden llegar a supurar y producir dolor

Registro no.0007105-15, 2011. Sto. Dgo. Rep. Dom. acalfau@yahoo.es

intenso. Este mal se puede confundir con otras enfermedades como la peste bubónica y con algunas producidas por estafilococos y estreptococos. La tularemia tiene dos manifestaciones clínicas: una caracterizada por la presencia de bubones y la otra por neumonía intensa; no obstante, pueden presentarse ambos cuadros clínicos a la vez. La del tipo neumónico es más virulenta; en ausencia de adecuado tratamiento y descuido, puede ocasionar la muerte. En el caso bubónico, aun sin tratamiento, provoca pocas muertes.

c) Fiebre maculosa o manchada de las Montañas Rocosas

Enfermedad producida por la bacteria *Rickettsia rickettsii* presente en garrapatas de animales domésticos. Se caracteriza por producir fiebre, dolores musculares y de cabeza intensos, escalofríos, confusión mental y erupciones en la piel. En el oeste de los Estados Unidos la bacteria es diseminada por la garrapata *Dermacentor andersoni*, y en el este, por la garrapata *Dermacentor variabilis*. Sin embargo, otras garrapatas transmiten la infección en el sur de los Estados Unidos, al igual que en el Centro y sur de América. Contrario a su nombre de "Montañas Rocosas", los casos más recientes han sido notificados en el este de los Estados Unidos, incluyendo los estados de Carolina del Norte y del Sur, Virginia, Maryland, Georgia, Tennessee y Oklahoma.

Su incidencia es mayor en la primavera y en el verano, con un promedio de 1,000 casos anuales registrados, la mayoría de los casos reportados se han dado en niños.

Tratamiento

Los males relacionados con las picaduras de garrapatas se tratan con efectividad mediante el uso de antibióticos tales como doxiciclina, amoxicilina y penicilina G.

Si alguna vez se presentara cualquiera de los síntomas mencionados varios días después de alguien haber sido picado,

Registro no.0007105-15, 2011. Sto. Dgo. Rep. Dom. acalfau@yahoo.es

por una garrapata, debe recurrirse a atención medica. En áreas donde suelen manifestarse enfermedades transmitidas por garrapatas, se aconseja aplicar antibióticos después de saber que alguien ha sido picado por una garrapata, incluso antes de esperar la manifestación de los síntomas o el diagnóstico.

Control de las garrapatas

La estrategia del control de la garrapata dependerá del animal infectado y del entorno en que se desarrolla. Cualquier maniobra de control debe centrarse en el cuerpo del animal y el área donde hace vida.

El tratamiento al animal hospedero puede hacerse de diferentes maneras:

- Aplicaciones directas de insecticidas sobre el pelo o la piel mediante el uso de aerosoles, polvos o cremas.
- Mediante baños de inmersión con insecticidas.
- Colocación de collares repelentes (caso de animales domésticos pequeños).
- Existen productos que, ingeridos, controlan las ectoparásitos, son preferibles los formulados a base de ivermectinas.

Igual como sucede con otros ácaros, la garrapata se controla químicamente con insecticidas y siempre es preferible el uso de insecticidas de origen natural.

El entorno doméstico donde se desarrolla el animal infectado debe ser tratado con insecticida, repitiendo la aplicación varias veces a intervalos de no mas de 7 a 10 días. Se puede utilizar el mismo producto con que se baña al animal para tratar su entorno y es recomendable que cuando se trate el entorno se le aplique al animal al mismo tiempo.

Registro no.0007105-15, 2011. Sto. Dgo. Rep. Dom. acalfau@yahoo.es

Otras medidas culturales como conservar el césped y malezas recortados y mantener orden y limpieza en el área donde se desarrollan los animales, pueden ayudar al combate contra las garrapatas.

Chinche de la cama.
Cimex lectularius, Linneo 1758

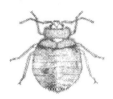

El chinche de la cama es un insecto parásito del hombre y de distribución cosmopolita que a diferencia de los piojos y ácaros, nunca hace vida sobre la piel del hospedero, sino que solo se acerca ocasionalmente para alimentarse de su sangre: pica y se retira a esconderse y a digerir la sangre obtenida. Cada picada le proporciona varios días de sustento durante los cuales se mantiene en escondrijos próximos a su víctima, la cual constituye su fuente de alimentación. Aunque se acepta que son capaces de recorrer hasta 30 metros para ubicar su alimento, luego de establecerse suelen desplazarse muy poco, ocultándose a unos diez centímetros de distancia de sus víctimas. También tienen la habilidad de trepar para luego dejarse caer sobre algún objetivo. El chinche tiene la costumbre de alimentarse durante la noche, por lo que su escondite principal es la cama, muebles de dormir y sitios de descanso de los seres humanos.

Los chinches pican cuando su víctima está en reposo; la picadura puede no sentirse en el momento de realizarse pero posteriormente se manifiestan diferentes reacciones a nivel cutáneo, según el afectado. Pueden presentarse síntomas como puntos rojos, irritaciones y ronchas, molestia y dolor. Estos síntomas son producto de la reacción alérgica que ocasiona el anticoagulante que el chinche segrega durante la picada para facilitar la succión de la sangre.

Registro no.0007105-15, 2011. Sto. Dgo. Rep. Dom. acalfau@yahoo.es

Clasificación

El chinche de la cama es un insecto perteneciente al orden de los *hemípteros* (hemíptera, del griego *hemi*, "mitad" y *pteron*, "ala") el cual comprende más de 84,500 especies conocidas, distribuidas por todo el mundo. El nombre del orden hace referencia a que sus alas anteriores o hemiélitros están divididas en una mitad dura hacia la base y membranosa la otra mitad. Generalmente presentan dos pares de alas y, en algunos casos, las alas anteriores pueden estar endurecidas. Unas especies producen sonidos con el frotar de sus alas cuando están en movimiento (estridulan). Sin embargo, dentro del orden hay familias ápteras, sin alas, a una de ellas pertenecen los chinches de la cama.

Nombre común: chinche de la cama.

Reino: *Animalia.*
Filo: *Artrópodo.*
Clase: *Insecta.*
Orden: *Hemíptera.*
Familia: *Cimicidae.*
Genero: *Cimex.*
Especie: *Cimex lectularius.*

Morfología del chinche doméstico

La morfología de los *hemípteros* se caracteriza por su particular aparato bucal chupador, el cual se utiliza para succionar savia o sangre, dependiendo de la especie.

La boca de los hemípteros es una probóscide en forma de pico llamada *rostro,* con capacidad de succionar líquidos de animales o plantas (Ver p. 81).

Cuando el insecto no se está alimentando, mantiene esta estructura bucal recogida por debajo de su cuerpo.

Registro no.0007105-15, 2011. Sto. Dgo. Rep. Dom. acalfau@yahoo.es

El chinche de la cama tiene forma ovalada y achatada; miden aproximadamente 5 a 6 mm de largo por 3 cm de ancho, en estado de ayuno. Tienen seis patas y no vuelan. Cuando jóvenes, las ninfas tienen color traslucido; los adultos son de color rojizo tostado o marrón. Cuando parasitan por vez primera, su color es translúcido. Luego de alimentarse de sangre, su cuerpo se hincha y su color pasa a ser rojo o marrón oscuro.

En la cabeza poseen un par de ojos simples en la frente, situados entre el par de ojos compuestos. El par de antenas, poco segmentadas pero relativamente largas, no más largas que la longitud de las patas.

Reproducción

La reproducción del chinche es sexual y mediante metamorfosis incompleta. La fecundación de la hembra por parte del macho es muy particular y se denomina *inseminación traumática*; en vez de realizar una cópula normal que consistiría en introducir los genitales del macho en el aparato genital de la hembra, los machos perforan a las hembras con sus genitales hipodérmicos y depositan el liquido seminal dentro del abdomen de la hembra.

La hembra pone de 200 a 500 huevos en las cercanías del lugar donde duerme su hospedero. Las ninfas eclosionan entre los 6 y 17 días, llegando a su etapa de adulto luego de varias mudas.

Este período ninfal se completa entre los 14 y los 30 días. Como sucede con la mayoría de las plagas, el ciclo reproductivo del chinche varía mucho según la temperatura del ambiente.

Registro no.0007105-15, 2011. Sto. Dgo. Rep. Dom. acalfau@yahoo.es

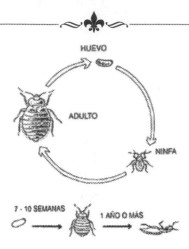

Ciclo evolutivo del chinche.

El chinche y la salud pública

En lo que respecta a salud pública, al chinche de la cama se le reconoce la capacidad de transmitir enfermedades como ántrax, peste bubónica, tularemia, fiebre amarilla, fiebre recurrente y tifus. No obstante, es poca la evidencia con que se cuenta de que, en condiciones normales, transmita estas enfermedades. Puede ser posible que infestaciones severas produzcan anemia.

Se denomina *Cimicosis* a la alteración de la piel causada por las picaduras del chinche de la cama y se caracteriza por alteraciones de la piel que causan enrojecimientos, escozor y abultamientos que inducen al rascado.

Mal de Chagas

Hay otro chinche, mas rural que doméstico, típico de América, desde México hasta el cono sur: el *Triatoma infestans*, Klug 1834, el cual transmite la enfermedad que se conoce como *Mal de Chagas*, la cual es causada por el patógeno Trypanosoma cruzi, pariente del tripanosoma que produce la *enfermedad del sueño* en África. En México se le denomina *chinche besucona*, *pito* en Colombia, *chicha* en Paraguay, *vinchuca* en Chile, Argentina,

Uruguay y Bolivia, *chipo* en Venezuela y *chinche gaucha* o *chirimacha*, en Argentina.

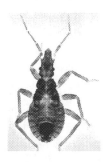

La *tripanosomiasis americana aguda*, conocida como *mal de Chagas*, es una parasitosis producida por el protozoo flagelado *Trypanosoma cruzi*, hematófilo que se reproduce en los tejidos, por división binaria, múltiple y progresiva. Presenta dos fases, una aguda y otra crónica. La fase aguda produce fiebre, malestar general, inflamación generalizada de los ganglios linfáticos e hipertrofia del hígado y el bazo. La enfermedad disminuye su intensidad después de la fase aguda y puede volverse crónica sin manifestar síntomas posteriores durante muchos años. Cuando los síntomas se hacen presentes de nuevo, aparecen como cardiopatías y trastornos digestivos. Los trastornos digestivos causan desnutrición y las cardiopatías pueden provocar la muerte.

Tratamiento

El tratamiento es en base al benzonidazol y el nifurtimox específicamente, los cuales son anti protozoarios. El tratamiento de este mal es largo y están establecidos los efectos secundarios que producen, los cuales pueden ser peores en las personas mayores: convulsiones; cosquilleo, dolor, adormecimiento, o debilidad en las manos o los pies y decoloración rojiza de la piel. En ciertos casos pueden presentarse fiebres o escalofríos, puntitos rojos en la piel, salpullido, dolor de garganta, sangrado o moretones inusuales.

Control del chinche

El chinche puede contagiar al ser humano en lugares donde mucha gente va y viene a menudo, como los teatros y cines, vehículos de transporte público, dormitorios y hoteles.

Registro no.0007105-15, 2011. Sto. Dgo. Rep. Dom. acalfau@yahoo.es

Como prevención ha de tenerse en cuenta que el peligro de contagio por chinches está ligado a los lugares donde el ser humano hace algún tipo de descanso. Su capacidad de expresión aumenta, en la medida en que la promiscuidad y el hacinamiento estén presentes.

El chinche es una plaga que puede detectarse fácilmente en ambientes claros, pues acostumbran esconderse cerca de los lugares de descanso habitual de quien se alimentan. Como el parásito se vé, un examen minucioso de los muebles de descanso y sus alrededores puede evidenciar la presencia del insecto.

El control del chinche se realiza con aplicaciones sucesivas de insecticida doméstico a discreción sobre muebles o lugares donde la plaga podría establecerse. No importa que las telas, colchones o muebles se mojen con insecticida, siempre y cuando el producto que se aplique sea de origen natural.

Un atomizador de mano con insecticida doméstico y buen juicio, es suficiente para acabar con esta plaga.

La pulga doméstica

La pulga es un insecto hematófago, parásito del hombre y animales. Su presencia en la Tierra se sitúa entre los 150 y 125 millones de años.

Sus particularidades respecto a los artrópodos estudiados hasta ahora son: su aparato bucal tubular, su cuerpo comprimido bilateralmente y su capacidad de dar saltos. Su historia incluye el haber sido la causante de la peste negra.

La pulga tiene la capacidad de saltar 200 veces la longitud de su cuerpo y es capaz de cargar 30 veces el valor de su peso corporal; es considerada como la especie que más salta en la Naturaleza en relación con la longitud de su cuerpo.

Estas habilidades eran aprovechadas en Europa como entretenimiento en el siglo 19, cuando eran amaestradas e incluso llegaron a establecerse circos de pulgas. Hoy en día, aun aparece quien se dedique a amaestrar pulgas.

Clasificación de las pulgas domésticas

Las pulgas son artrópodos de la clase *Insecta* y están agrupadas en el orden de los *Sifonápteros*. El significado del término sifonáptero hace referencia al aparato bucal tipo sifón del insecto y a la ausencia de alas. Los sifonápteros son un orden relativamente pequeño, con alrededor de unas 1,400 especies conocidas. La forma de su cuerpo, comprimida lateralmente, los identifica fácilmente de otros órdenes de insectos. La pulga adulta no presenta vínculos de familiaridad evidentes con ningún otro orden de insectos. El 95% de las especies de pulgas afectan a mamíferos, el resto 5% parasita aves. Son muy específicas en cuanto al individuo que parasitan.

1. Nombre común: **Pulga común o del hombre.**

Reino: *Animalia.*
Filo: *Artrópoda.*
Clase: *Insecta.*
Orden: *Sifonáptera.*
Familia: *Pulicidae.*
Géneros: *Pulex.*
Especie: *Pulex irritans.* Linneo 1758.

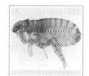

Pulga del hombre
Pulex irritans

A pesar de su nombre, esta pulga no es exclusiva del hombre como lo son la del gato y la del perro. No hay pulga propia del ser humano, piojos si. La pulga común parasita muchas especies de mamíferos y aves, incluidos animales domésticos. Ha sido hallada en perros y cánidos salvajes, gatos, félidos y roedores silvestres, ratas negra y de alcantarilla, cerdos, murciélagos y pollos.

Registro no.0007105-15, 2011. Sto. Dgo. Rep. Dom. acalfau@yahoo.es

2. Nombre común: **Pulga del perro.**

Reino: *Animalia.*
Filo: *Artrópoda.*
Clase: *Insecta.*
Orden: *Sifonáptera.*
Familia: *Pulicidae.*
Géneros: *Ctenocephalides.*
Especie: *Ctenocephalides canis,* Curtis, 1826.

Pulga del perro
Ctenocephalides canis

Se alimentan de la sangre de perros y gatos, y pueden llegar a picar al ser humano. La pulga del perro es portadora de la tenia *Dipylidium caninum,* que también puede afectar al hombre.

3. Nombre común: **Pulga del gato.**

Reino: *Animalia.*
Filo: *Artrópoda.*
Clase: *Insecta.*
Orden: *Sifonáptera.*
Familia: *Pulicidae.*
Géneros: *Ctenocephalides.*
Especies: *Ctenocephalides felis,* Bouché 1835.

Pulga del gato
Ctenocephalides felis

La pulga del gato suele parasitar al perro con mucha frecuencia y es la más común en el ámbito doméstico.

4. Nombre común: **Pulga de la rata de alcantarilla.**

Reino: *Animalia.*
Filo: *Artrópoda.*
Clase: *Insecta.*
Orden: *Sifonáptera.*
Familia: *Hystrichopsyllidae.*
Genero: *Nosopsyllus.*

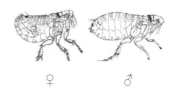

♀   ♂

Registro no.0007105-15, 2011. Sto. Dgo. Rep. Dom. acalfau@yahoo.es

Especie: *Nosopsyllus fasciatus. Bosc 1800.*

Transmite enfermedades graves, como: leptospirosis, criptosporidiosis, fiebre Q y fiebre hemorrágica viral.

5. Nombre común: **Pulga de la rata negra.**

Reino: *Animalia.*
Filo: *Artrópoda.*
Clase: *Insecta.*
Orden: *Sifonáptera.*
Familia: *Hystrichopsyllidae.*
Genero: *Nosopsyllus.*
Especie: *Xenopsylla cheopis*, Rothschild 1903.

♀   ♂

Esta pulga es la que transmite la peste bubónica; no suele parasitar a la rata de alcantarilla.

Morfología de la pulga

La longitud del cuerpo de la pulga varia de 1.5 a 3.3 mm. Ya se mencionó que son achatadas lateralmente y no tienen alas. Son de color oscuro y muy ágiles; la forma de su cuerpo les permite desplazarse entre el pelo de sus hospederos. Presentan metamorfosis completa (huevo, larva, pupa y adulto). Tienen tres pares de patas; el último par de patas es más largo y robusto; con este ejecuta su habilidad de saltar. Las pulgas adultas tienen un aparato bucal picador chupador de particular morfología que le confiere apariencia tubular.

Reproducción

La pulga doméstica se reproduce sexualmente mediante metamorfosis completa.

Registro no.0007105-15, 2011. Sto. Dgo. Rep. Dom. acalfau@yahoo.es

La pulga hembra deposita de 300 a 400 huevos, cayendo al azar donde su animal hospedero se halle en ese momento, desde la piel al suelo. De esta forma, invaden el ambiente.

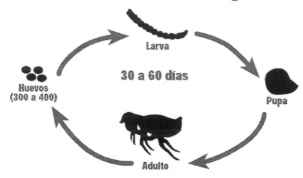

Ciclo de vida de la pulga

Según las condiciones ambientales, las larvas, las cuales son blancas, eclosionan al cabo de 1 a 10 días.

Evitan la luz y se arrastran hasta las grietas, fisuras, telas y fibras de alfombras. En esta etapa, se alimentan de residuos orgánicos y, sobre todo, de la sangre evacuada por las pulgas adultas. Dentro de un período entre 5 y 14 días y dependiendo en cada caso de la temperatura y de la humedad relativa del aire, las larvas mudan dos veces y se transforman en pupas o crisálidas, las cuales son de color parduzco y 5 mm de longitud, dentro de un capullo que tejen ellas mismas. El desarrollo dentro del capullo dura entre 5 y 19 días. La pupa se halla muy bien protegida dentro del capullo, contrario de las larvas, que son muy sensibles a los factores climáticos y al efecto de los insecticidas. La pulga adulta totalmente desarrollada, permanece inicialmente dentro del capullo y no eclosiona hasta que no recibe un estimulo adecuado; esto sucede generalmente cuando el hospedero entra en contacto con el capullo. Si falta este estímulo, la pulga adulta puede resistir hasta 5 meses, atrincherada dentro de su envoltura.

La pulga y la salud pública

La pulga puede actuar como agente transmisor de enfermedades, específicamente las pulgas de las ratas negra y de alcantarilla son las responsables de la transmisión de la peste bubónica y el tifus, respectivamente. El tifus se menciona al final de este capítulo y la peste bubónica ya se explicó a partir de la pagina 113.

Las otras pulgas habituales en el ámbito doméstico, la común, la del perro y la del gato, pueden actuar como hospederos intermediarios de parásitos intestinales (endoparásitos) como *tenias* y *solitarias,* los cuales transmiten al hombre a través de su picadura.

Además, la picadura de cualquier pulga puede desatar procesos alérgicos en la piel del afectado, sea en humanos o en animales susceptibles.

Pulicosis

Se llama así al ectoparasitismo temporal por pulgas. La picadura de la pulga generalmente produce la formación de zonas inflamadas, que producen picazón y que tienen un punto (el de picadura) en el centro. El período de succión de la picada varía de 20 a 150 minutos, durante la cual la pulga absorbe un volumen de sangre de 10 a 20 veces mayor que el volumen normal de su estómago.

La reacción que produce la picadura sobre la piel puede ser diferente según la susceptibilidad de la persona afectada y así como sucede con otros ectoparásitos, produce lesiones y molestias que inducen al rascado. Se han definido para casos extremos, la *dermatitis por picadura de pulga,* la cual se verifica alrededor de la picada y la *dermatitis alérgica por pulgas,* cuando la reacción se manifiesta en el organismo en general.

Las secuelas de las reacciones alérgicas son: lesiones costrosas, alteraciones seborreicas combinadas con la caída de

Registro no.0007105-15, 2011. Sto. Dgo. Rep. Dom. acalfau@yahoo.es

pelo y daños resultantes del rascado. Las picaduras en personas suelen aparecer en pies, tobillos y pantorrillas.

Tratamiento

La terapia de los pacientes exige gran dedicación y los resultados suelen ser lentos. Para el caso de la dermatitis por picadura, la inflamación puede reducirse aplicando hielo; el rascado debe evitarse por todos los medios, por lo que es recomendable usar algún producto, generalmente en crema, que calme la picazón como la hidrocortisona.

Si el paciente siente cierta sensación de malestar general, debe suministrarsele un antihistamínico. Si la reacción es severa, como la constricción de la garganta o la inflamación inusual de la cara o las manos, debe procurarse atención médica urgente.

Tifus endémico, murino o de la pulga de la rata

Enfermedad infecciosa clínicamente similar al tifus epidémico, pero causada por la rickettsia typhi, la cual tiene a la rata y al ratón como reservorios; es transmitida al hombre por la pulga de la rata negra, *Xenopsylla cheopis,* Rothschild 1903. Está distribuida mundialmente y generalmente se localiza en zonas donde coexisten en el mismo lugar los seres humanos y las ratas. Este tipo de tifus es más benigno que el epidémico; presenta la misma forma de transmisión y su tasa de mortandad ronda el 1% en niños y aumenta con la edad. Ver Tifus epidémico. (Pag 220).

Tratamiento

En base a antibióticos del tipo doxiciclina, amoxicilina y penicilina G.

Registro no.0007105-15, 2011. Sto. Dgo. Rep. Dom. acalfau@yahoo.es

Control de la pulga

Las medidas de control de la pulga son similares a las del control de la garrapata. Ver Pág. 234.

Registro no.0007105-15, 2011. Sto. Dgo. Rep. Dom. acalfau@yahoo.es

Bibliografía

- Alternativas al uso de plaguicidas. El origen de los plaguicidas orgánicos sintéticos y consecuencia de su uso. La Voz del Consumidor. Organización Internacional de Uniones de consumidores. Vol. VI No. 3 jul/sep
- Berenguer, J. Gállego. Manual de parasitología: morfología y biología de los parásitos de interés. Edicions Universitat Barcelona. 2007.
- Carson, Rachel. Silent Spring. Crest Book Publishers. 1964.
- Chin, James. Editor. El control de las enfermedades transmisibles. Organización Panamericana de la Salud. 2001.
- Dajoz, Roger. Los Insecticidas. Ediciones oikos-tau, S.A. Barcelona. 1978.
- Frisch, Karl Von. Doce pequeños huéspedes. Biblioteca Científica Salvat, 1986.
- González Bueno, Antonio. Los Sistemas de clasificación de los seres vivos. Editora Akal. 1998.
- Guerrant, Richard L Enfermedades infecciosas tropicales.
- Memorias de II Simposio Internacional y III Nacional. Universidad Nacional de Colombia. Efectos de los plaguicidas sobre el ambiente y la salud humana. 1994.
- National Wildlife Federation. 34 Pesticides: Is safe use possible? 1984
- Peters, Wallace. Pasvol, Geoffrey. Atlas de medicina tropical y parasitología. 6ta. Edición. 2008.
- Peson, Paul. El mundo de los insectos. Editorial Juventud. 1960.
- Ramírez Pérez, J. 1989. La cucaracha como vector de agentes patógenos. Bol. Of. Sanit. Panam. 107(1):41-53

Registro no.0007105-15, 2011. Sto. Dgo. Rep. Dom. acalfau@yahoo.es

- Rodríguez Expósito, C. Obras completas del Dr. Carlos Finley, Tomo III. Academia de Ciencias de Cuba, 1967.
- Tú puedes hacer del Nim un insecticida natural. Fundación Agricultura y Medio Ambiente.
- Vargas Vargas, Mario, La cucaracha: un curioso insecto. (Dictyoptera: Blattaria). 1995.
- Vargas Vargas, Mario El mosquito: un enemigo peligroso. Biología, control e importancia en la salud humana. Díptera: Culicidae. 1ª Edición. San José Costa Rica. 1998.
- Velazco, Alejandro; Velazco Said, Alejandro; Nava Nava, Raúl. Ratas y ratones domésticos: Métodos y alternativas para su control. Noriega Editores. 1988.

Referencias

- ↑ Hill, G.F., (1942) Termites (Isóptera) from the Australian Region. H.E. Daw, Govt. Printer, Melbourne, Australia.
- http://www.upmc.com/healthatoz/pages/HealthLibrary. aspx?chunkiid=103504
- http://www.insecta-inspecta.com/termites/nose/espanol. html.
- http://cnia.inta.gov.ar/helminto/Alumnos/Garrapatas.pdf
- http://www.miptermitas.cl/htm/especies.htm.
- www.spanishminerals.com - Un resumen sobre la Paleontología.
- http://www.osasun.cl/paginas/termitas.htm.
- http://naturalezadearagon.com/fauna/termitas.php.
- http://external.elsevier.es/espacioformacion/eimc/temas/ m4t1.pdf
- http://www.mantis-pr.com/plagas/polilla.html.
- http://www.limpiezayfumigacion.com/xilo.htm.
- http://www.desinfeccionesecopest.com/termitas.html
- Potter V.R. Bioethics: the science of survival, "Perspectives in Biology and Medicine" New York, 1970.
- http://www.tesafumigaciones.com.ar/lnk3.html.
- http://www.floresalud.com/biologia/biologia_termitas. html
- http://mingaonline.uach.cl/pdf/bosque/v22n2/art08.pdf
- http://translate.google.com.do/translate?hl=es&langpair =en%7Ces&u=http://www.aces.edu/pubs/docs/A/ANR-1170/ANR-1170.pdf
- http://www.bichos.com.ar/index.php?sec=plagas&id=70.
- Veneno: el delicado arte de matar. Ernesto Castrillón.
- www.combat-monsanto.es/IMG/jpg/agent_orange_.
- Wikipedia, la Enciclopedia libre.

Registro no.0007105-15, 2011. Sto. Dgo. Rep. Dom. acalfau@yahoo.es

- Entomología aplicada (IV) La filoxera o el invasor que vino de América.Ignacio Pérez Moreno. Depto. de Agricultura y Alimentación. Universidad de La Rioja.
- El veneno siempre fue un arma política. Por Luis Ignacio Parada.
- http://www.elmundo.es/elmundo/2006/11/20/internacional/1164047985.html.
- José Andrés Alonso de la Fuente. Universidad Complutense de Madrid.
- http://www.monografias.com/trabajos73/efectos-contaminantes-organicos-persistentes/efectos-contaminantes-organicos-persistentes.shtml
- Durán, A. «Carlos J. Finlay salvó millones de vidas».
- Wikipedia, the free enciclopedia.
- http://www.britannica.com/EBchecked/topic-art/147625/9762/Cuvier-detail-of-a-portrait-by-Van-Brae-1798.
- http://www.itescam.edu.mx/principal/sylabus/fpdb/recursos/r2981.DOC.Clasificacion de los seres vivos.
- http://www.hiru.com/es/biologia/biologia_00200.html.
- http://html.rincondelvago.com/taxonomia_2.html.
- http://www.whfreeman.com/life/update/
- http://161.111.232.183/Cuadernosenlared/extranet/Website/FichasOrganismos/ArbolTaxonomia.aspx.
- http://www.cneq.unam.mx/cursos_diplomados/diplomados/medio_superior/ens_3/portafolios/biologia/equipo3/delosgriegosalateoriasintetica.htm
- http://rebotica.wordpress.com/2010/01/07/un-dia-como-hoy-10/
- http://esspro.freeservers.com/cucaracha.html
- http://www.respyn.uanl.mx/vi/3/ensayos/biologiadecucarachas_abcd.htm
- http://entnemdept.ufl.edu/creatures/urban/roaches/oriental_cockroach.htm
- http://academic.uprm.edu/dpesante/0000/capitulo-3.PDF

Registro no.0007105-15, 2011. Sto. Dgo. Rep. Dom. acalfau@yahoo.es

- Cucarachas: biología e importancia en salud publica. Gustavo Ponce, Pedro C. Cantú, Adriana Flores, Mohamed Badii, Artemio Barragán, Raúl Zapata e Ildefonso Fernández.
- Mera, Adriana; Cerón, René. Efectos de la tiza china en las cucarachas. Ensayo de biología. Sin publicar. Universidad del Cauca. 1997. P 12.
- http://www.monografias.com/trabajos13/cucar/cucar.shtml.
- http://es.wikipedia.org/wiki/Blattodea.
- http://grupos.emagister.com/documento/manual_para_el_control_de_cucarachas/1590-118896.
- http://canales.laverdad.es/cienciaysalud/8_2_25.html http://www.dicyt.com/noticias/las-cucarachas-monarcas-del-planeta
- Jennifer Viegas. «Cockroaches Fan Canal de». Discovery de Decisions de Grup.
- http://ocwus.us.es/produccion-vegetal/sanidad-vegetal/Sanidad_vegetal/Tema%202_HTML/page_08.htm.
- http://www.bornet.es/notic/Biologia_y_Biotecnologia/140602032645.shtm.
- http://revista.libertaddigital.com/insectos-un-plato-exquisito-498.html.
- http://www.bichos.com.ar/index.php?sec=articulos&id=66-
- http://www.nortecastilla.es/20090802/vida/malditos-mosquitos-20090802.html.
- http://www.sld.cu/saludvida/ambiente/temas.php?idv=10558 Mosquitos.
- http://books.google.com.do/books?id=k0DLDxTdY-YC&pg=PA300&lpg=PA301&ots=dw0eXc69Yr&dq=etica+teologica#v=onepage&q&f=false
- http://www.clarin.com/diario/2008/07/24/um/m-01721982.htm.

Registro no.0007105-15, 2011. Sto. Dgo. Rep. Dom. acalfau@yahoo.es

- http://www.spanish.xinhuanet.com/spanish/2009-03/28/ content_847076.htm Un árbol medicinal extermina el mosquito del dengue.
- http://francisthemulenews.wordpress.com/2008/09/30/ la-fisica-de-la-picadura-del-mosquito-y-sus-aplicaciones-en-ingenieria/
- http://151.99.226.3/tsr/scuole/sacrocuore/images/elefante. jpg.
- http://www.lavanguardia.es/premium/publica/ publicaCOMPID=53506877560&ID_PAGINA=22088&ID_ FORMATO=9&turbourl=false. Descubren un yacimiento de ámbar en España de hace 110 millones de años.
- http://www.pestcontrolexpert.com/BAYER/CropScience/ BESpestcontrol.nsf/id/ES_Mosquito.
- http://cocox128.blogspot.com/2009/01/cmo-pican-los-mosquitos.html
- http://es.wikipedia.org/wiki/Archivo:Insect_anatomy_ diagram.svg
- http://www.radarcan.es/es/mosquitos.html. Mosquitos. Que debemos saber de los mosquitos
- http://www.taringa.net/posts/salud-bienestar/2468145/ Biolog%C3%ADa-de-Aedes-aegypti-(mosquito-del-dengue).html
- http://www.viajartranquilo.com/pages/durante-repelentes-tipos.php. Durante el viaje: Repelentes. Por Juan Carlos Mirre. www.larevistadigital.com.
- http://www.mipediatra.com/pediatras/organofosforados. htm. Intoxicación por organofosforados.
- http://www.ubp.edu.ar/todoambiente/salud/vectores. html.
- http://www.respyn.uanl.mx/vii/4/ensayos/modo_accion. htm Modo de acción de los plaguicidas.
- http://www.argenpapa.com.ar/default.asp?id=70 Control químico de insectos.
- Manual Bayer sobre Control de Plagas.

Registro no.0007105-15, 2011. Sto. Dgo. Rep. Dom. acalfau@yahoo.es

- http://www.profesorenlinea.cl/fauna/Mosca.htm
- http://www.rap-al.org/index.php?seccion=4&f=docena_sucia.php. Red de acción en plaguicidas y sus alternativas para America Latina.
- http://www.ecoportal.net/Contenido/Temas_Especiales/Contaminacion/Insecticidas_peores_que_los_insectos.
- http://webs.chasque.net/~rapaluy1/malation/informe1.html 11. Informe sobre los riesgos sanitarios y ambientales del Malatión.
- http://www.fao.org/fileadmin/templates/lead/pdf/03_article02_es.pdf Carta Agropecuaria Azucarera.
- Antonio Thomen. La Rata, Criatura Diabólica. En defensa de la Naturaleza. Santo Domingo. R.D. 1989.
- http://www.infomascota.com/articulos/generales/pmamiferos/2005/9/7/rata_gambia/index.html La Rata de Gambia
- http://www.monografias.com/trabajos71/causas-consecuencias-peste-negra/causas-consecuencias-peste-negra.shtml Causas y consecuencias de la peste negra.
- http://www.montgomerycountymd.gov/content/DHCA/housing/code_E/pdf/ratones.pdf. Control de ratas y ratones.
- http://www.cals.ncsu.edu/course/ent425/tutorial/senses.html. Sentidos de los insectos
- http://www.elsalvador.com/hablemos/2005/100705/100705-7.htm. Ratas gigantes salvan vidas.
- http://www.extertronic.com/ratas-blancas-curiosidades.htm.Curiosidades sobre las ratas.
- http://www.lagranepoca.com/articles/2007/08/12/1062.html. Aumenta el consumo de ratas en Shenzhen.
- http://www.fao.org/docrep/x5052S/x5052S00.htm#Contents. Roedores como plaga de productos almacenados. Control y manejo.
- http://www.phthiraptera.org/Publications/46802.pdf.

Registro no.0007105-15, 2011. Sto. Dgo. Rep. Dom. acalfau@yahoo.es

- http://entomologiajalapa.wordpress.com/2007/12/29/muy-interesante/
- http://www.drscope.com/pac/gineobs/g4/g4_pag42.htm
- http://www.pediatraldia.cl/acaros_alergia.htm
- http://www.msd.es/publicaciones/mmerck_hogar/seccion_18/seccion_18_203.html
- http://www.emas.co.cl/categorias/biologia/sarna.htm
- http://www.health.state.ny.us/diseases/communicable/lyme/es/index.htm
- http://www.setasysitios.es/default.aspx?info=000101
- http://64.143.177.242/library/healthguide/es-us/illnessconditions/topic.asp?hwid=tckbtoshgé
- http://www.ca.uky.edu/entomology/entfacts/entfactpdf/ef636esp.pdf
- http://www.integralhouse.com/plagas_chinches.php
- http://insects.tamu.edu/extension/bulletins/l-1742SP.html
- http://ovislupus.blogspot.com/
- http://www.scielo.cl/scielo.php?pid=S0717-65382001000200011&script=sci_arttext
- http://uimpi.net/entry/texto/1396/la-mosca.html
- http://es.wikipedia.org/wiki/Siphonaptera
- http://academic.uprm.edu/dpesante/0000/capitulo7.PDF
- http://riie.com.ve/?a=28007
- http://enciclopedia.us.es/index.php/Pulga
- http://www.inti.es/publico/Paginas/Manual%20Plagas5.html
- http://entomologia.ucaldas.edu.co/ordenestaxonomia.asp?pagina=20
- http://www.clinicadam.com/salud/5/001372.html
- http://www.foyel.com/cartillas/25/las_pulgas.html
- http://www.agroambiente.cl/plagas/pulga.php
- http://www.msd.es/publicaciones/mmerck_hogar/seccion_17/seccion_17_183.html
- http://www.kentri.org/body.cfm?id=199&chunkiid=103438

Registro no.0007105-15, 2011. Sto. Dgo. Rep. Dom. acalfau@yahoo.es

- http://www.nlm.nih.gov/medlineplus/spanish/ency/article/000596.htm
- http://www.paho.org/spanish/sha/be_v21n2-casos.htm
- http://www.nlm.nih.gov/medlineplus/spanish/ency/article/00065
- htmhttp://www.nlm.nih.gov/medlineplus/spanish/ency/article/001350.htm
- http://www.nlm.nih.gov/medlineplus/spanish/ency/article/001363.htm
- http://html.rincondelvago.com/tifus.html
- http://www.saludalia.com/Saludalia/servlets/contenido/jsp/parserurl.jsp?url=web_saludalia/temas_de_salud/doc/infecciosas/doc/doc_rickettsiosis1.xm
- http://www.angelfire.com/ab/ipucabudare/Salud.htm
- http://macrofoted.blogspot.com/2007/01/aparato-bucal-masticador-chupador.html
- http://tratado.uninet.edu/c100602.html
- http://webs.chasque.net/~rapaluy1/fipronil/Fipronil.html
- http://www.hierbitas.com/homeopatia/MERCURIUS_DULCE.htm
- http://www.enciclopediaespana.com/Mercury_(elemento).html
- http://www.ine.gob.mx/descargas/dgcenica/2008_taller_mercurio_castro2.pdf
- http://www.deperu.com/diccionario/?pal=calomel
- http://www.noharm.org/salud_sin_danio/temas/toxicos/mercurio/
- http://es.wikipedia.org/wiki/Hidrargirismo
- http://html.rincondelvago.com/intoxicacion-por-mercurio.html
- http://www.unicartagena.edu.co/Mercurio.htm
- http://www.nlm.nih.gov/medlineplus/spanish/ency/article/002476.htm
- http://www.alpoma.net/tecob/?p=985

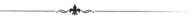

Registro no.0007105-15, 2011. Sto. Dgo. Rep. Dom. acalfau@yahoo.es